快读慢活

陪 伴 女 性 终 身 成 长

1天3分钟
拯救孩子的视力

[日]平松类 著　　安忆 译

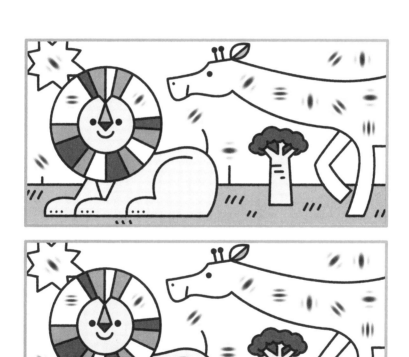

天津出版传媒集团

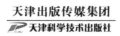
天津科学技术出版社

天津市版权登记号：图字02-2023-011号

图书在版编目（CIP）数据

1天3分钟，拯救孩子的视力 /（日）平松类著；安忆译 . -- 天津：天津科学技术出版社，2023.4

ISBN 978-7-5742-0976-3

Ⅰ . ① 1… Ⅱ . ①平… ②安… Ⅲ . ①儿童－视力保护

Ⅳ . ① R779.7

中国国家版本馆 CIP 数据核字 (2023) 第 050058 号

1天3分钟，拯救孩子的视力

1 TIAN 3 FENZHONG, ZHENGJIU HAIZI DE SHILI

责任编辑：张建锋

责任印制：兰　毅

出　　版：天津出版传媒集团

天津科学技术出版社

地　　址：天津市西康路35号

邮　　编：300051

电　　话：(022)23332400

网　　址：www.tjkjcbs.com.cn

发　　行：新华书店经销

印　　刷：天津联城印刷有限公司

开本 787×1 092　1/16　印张 7.5　字数 80 000

2023年4月第1版第1次印刷

定价：68.00元

前言

电视机、智能手机、平板电脑以及电子游戏机等，这些产品会危害孩子的眼睛吗？

答案是肯定的。至少我们可以说，使用这些产品对眼睛没有益处。

但是，身处现代社会中，完全不让孩子接触这些产品又是不可能的。

除了这些电子产品，世界上还有许多事物都会给孩子的眼睛带来负担。据近年来的统计数据显示，**患近视的儿童正在不断增多。**

近视一方面会增加未来罹患白内障、青光眼、视网膜脱离等眼部疾病的风险。另一方面，由于患了近视后就离不开眼镜或隐形眼镜了，所以生活会有诸多不便。

我相信，每一位家长都希望自己的孩子尽可能避免患上近视。然而，让孩子不看电视、不玩游戏几乎是不可能的，孩子往往不会乖乖听话。况且，即使不看电视、不玩手机，看书、学习用眼过度的话，也会造成近视。假设我提议"想要预防近视，就不要让孩子那么努力地学习"，我想各位家长也一定不会心甘情愿地照办。

理想中有益眼睛健康的生活方式，其实大多都只是在理论层面可行的空谈。

大约在三年前，我向大众介绍了"加博尔视力训练"，获得了巨大的反响。**这是一种简单、无副作用，并经科学证明行之有效的视力矫正术。**很多人在实践这一方法后切实地感受到了效果。

然而，加博尔视力训练的具体方法是盯着黑白相间的条纹图案看，这个训练本身十分无趣。对于喜欢新奇有趣事物的小朋友而言，这种方法未免有些太过枯燥和无聊。

那么，有没有一种**加博尔视力训练能够让孩子感兴趣，并能让他们轻松地坚持做下去呢？**这就是我编写本书的契机。

希望让更多的家长和孩子了解更多关于眼睛的知识，**更好地爱护自己的双眼。**本书将这一迫切的期望与有趣的小游戏结合在了一起，赶紧来试试吧！

加博尔视力训练一般一天做3分钟即可，没有特别的规定。可以在一天内挑战多次，也可以偶尔中断，休息一天，都不会影响效果。

感到眼睛疲劳或在意老花眼的爸爸、妈妈、爷爷、奶奶、外公、外婆，也加入进来吧！**全家人开开心心齐上阵，一起做这个视力训练操，轻松快乐地矫正视力吧！**

目录

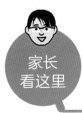

家长
看这里

小朋友
看这里

视力在3岁时约为1.0[1]，随着眼睛与大脑的发育，在8—10岁发育完全[2]

刚出生时

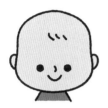

◉ 几乎看不见

◉ 眼球直径约为 16.5 毫米

─── **要点** ───

● 仅能大致分辨明暗
● 约两个月大时，开始能够用视线追随物体
● 1 岁左右视力约为 0.1 ~ 0.2

与身体的生长发育同理，视力随眼睛的发育而逐步提高

刚出生的婴儿，眼睛几乎看不见，视力大约只有0.01。婴儿只能大致分辨明暗，模糊地看到物体的大概轮廓。不过，婴儿眼睛的发育速度非常迅速，两个月大时，就已经可以用视线追随缓慢移动的物体了。迎来1岁生日时，视力会提高至0.1~0.2。

婴儿眼睛的大小与视力的发育紧密相关。婴幼儿的身体很小，眼球也较小。刚出生的婴儿眼球直径仅为16.5毫米。1岁时，眼球直径会增长至约21毫米，10岁左右则会长到约24毫米，与成年人的眼球大小无异。随着眼球直径的增大，焦点逐渐可以精确聚集，3岁左右时，儿童的视力会达到1.0左右。

---

1 根据国际标准视力表，测量范围为0.1~1.5，1.0以上为正常视力。
2 发育程度存在个体差异。

3岁时

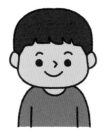

◉ 视力约为 1.0（0.5 以上）
◉ 眼球直径约 21 毫米

要点

● 0—3 岁期间视力快速发育
● 3 岁幼儿体检时需要检查视力
（目的是尽早发现是否存在发育迟缓、异常以及相关疾病等）

8—10岁时

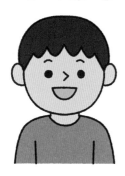

◉ 视力为 1.0—1.2
◉ 眼球直径为 22—24 毫米

要点

● 视力几乎与成人无异
● 眼睛的发育基本结束
● 近视儿童日益增加

成年后

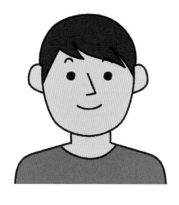

眼睛的发育在 10 岁前后完成。此后，眼睛在生理功能上不再有较大的变化。不过，受用眼方式与环境的影响，近视程度会逐渐加深。步入中老年后，随着年龄的增长，人们常会感到老花眼、青光眼等眼部问题不断增多。而白内障、老年性黄斑变性等眼疾的发病率也会随着年龄的增长而不断提高。

出生后至8—10岁
是眼睛发育的黄金期

不过，清晰视物的关键不仅仅是视力。培养分辨色彩的能力（色觉）与大脑统合左右眼分别看到的图像的能力（双眼视力）也非常重要。从出生到8—10岁，这个时期是眼睛发育的黄金期。不仅是眼睛的生理功能，大脑也会在这一期间快速发育，而视物能力随眼睛和大脑的发育而飞速发展。在这段时间里，我们应该尽可能地创造有益眼睛的环境，为孩子打造"视物清晰的双眸"。

在户外活动身体，看电视、操作平板电脑或智能手机时保持适当的距离，感到眼睛疲劳就充分休息，均衡饮食，生活作息规律等都有益于眼睛发育，只有在日常生活中用心呵护，才能保证双眼的健康。

尽早发现眼睛方面的发育问题至关重要。如果在体检时，医生指出了相关疑点，请尽快前往眼科就诊。

小学生每3人中1人，
初中生每2人中1人**视力不足1.0**

裸眼视力不足1.0的儿童不断增加

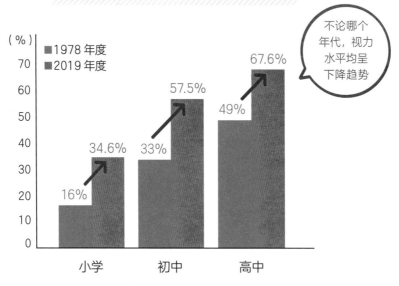

> 不论哪个年代，视力水平均呈下降趋势

视力低下连年加剧。裸眼视力不足1.0的孩子不断增加，2019年日本小学生中大约每3人就有1人近视，而高中生有近70%有视力问题。

近视儿童与日俱增

你知道当今日本小学生中近视或准近视的比例有多高吗？答案是35%。换言之，3人中就有1人患有近视，或处于准近视的状态。

日本文部科学省（类似于中国的教育部）每年会针对全国儿童的

发育及健康状态开展调查（《学校保健统计调查》），调查的项目中包括视力情况。结果显示，儿童的视力水平在这几十年间持续下降。小学生在1978年视力不足1.0的比例只有16%，然而到了2019年，这一比例已达到34.6%，是1978年的两倍多。

如果视力检查的结果是0.9，那对日常生活并不会产生任何影响。在日本，考驾照的视力要求是裸眼视力或矫正视力0.7以上，大多数人都会觉得"那就这么着吧"。其实，有针对性地统计视力不足1.0的人群时，0.9会被归入准近视。此外，还会进一步统计视力不足0.7以及不足0.3的人数。相反，视力超过1.0则暂无大碍。在医学上，视力1.0与1.5之间的差异很小，不会被视作问题。

学习时间长的孩子更易近视

为什么近视会出现这样的增加趋势呢？其实，近视的原因尚未得到明确的科学解释。

有研究认为，具有显著相关性的因素是户外活动时间的减少。可能是在户外活动时，能够看到远处的物体、近处的物体、静止的物体以及活动的物体等，目视这些不同的物体或许有助于预防近视。另外，若只是活动身体，那在室内玩耍应该同样有效。因此也有人认为，或许沐

容易近视的人群

父母是近视（遗传）

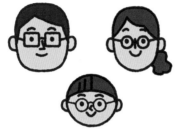

不在户外玩耍

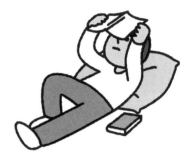

生活作息不规律

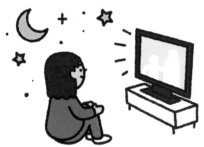

伏案时间较长

经常使用智能手机或平板电脑

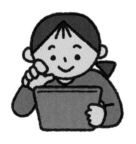

经研究认定，明显与近视有关的因素是户外活动时间的缩短。使用智能手机等电子产品时距离眼睛较近，也很有可能与近视的增多有关。

浴阳光也对预防近视有一定的帮助。

　　与过去相比，现在的儿童看近处物体的机会大大增加，这也有可能是近视儿童增多的原因。智能手机、平板电脑普及后，孩子看近距离事物的次数明显增多。参加课外班的儿童也增加了。这一系列的因素都可能促使儿童近视问题的加剧。在一些动画片和图画书中，学习成绩优异的角色往往戴着眼镜。遗憾的是，在现实生活中，学习时间较长的孩子更容易近视也是事实。

　　研究表明，近视与遗传也有一定的关联性。**父母有一方或双方是近视，会增加孩子患近视的可能性。**不过，近视并非一定会遗传给下一代。因此，准近视人群在这几十年间人数翻倍，也很难用遗传因素来解释。

多个器官与功能
联动合作，才能视物

眼睛或大脑出现问题，都会影响视力

首先，简单说明一下人类能够视物的原理。当图像映入眼帘后，晶状体通过改变厚度调节焦距，使焦点落在视网膜的中心区域。这一信息传递到大脑，就是我们所认知的"看清"。如果眼球表面的角膜到大脑的这一连串与"看清"相关的部位中，有任何一处出现了异常，就会产生视物障碍。近视多为眼轴长度出现问题，不过眼睛的问题并不仅限于此。

比如老花眼，这是调节晶状体厚度的肌肉——睫状肌的活动能力衰弱，使眼睛无法精确聚焦所导致的。人们往往会认为只有老年人才会出现老花眼的问题。其实，睫状肌在十几、二十几岁时就已开始逐渐衰弱。

随着年龄的增长，几乎所有人都会患的眼疾是白内障。这是晶状体在漫长的岁月中逐渐浑浊所引发的疾病。患上白内障后，视野会如同起雾一般变得模糊，或引发视力下降。

视网膜出现问题有时会造成严重的后果。如年龄增长引发的视网

一定要了解! 眼睛的构造与问题

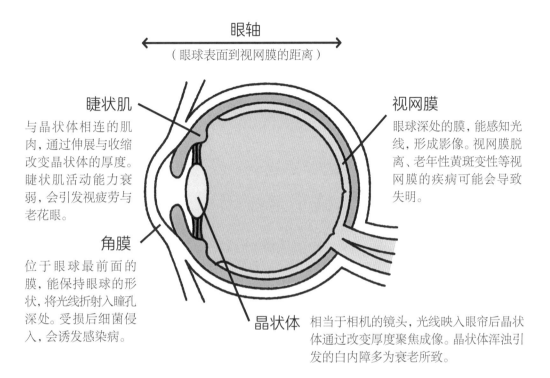

眼轴
（眼球表面到视网膜的距离）

睫状肌
与晶状体相连的肌肉，通过伸展与收缩改变晶状体的厚度。睫状肌活动能力衰弱，会引发视疲劳与老花眼。

视网膜
眼球深处的膜，能感知光线，形成影像。视网膜脱离、老年性黄斑变性等视网膜的疾病可能会导致失明。

角膜
位于眼球最前面的膜，能保持眼球的形状，将光线折射入瞳孔深处。受损后细菌侵入，会诱发感染病。

晶状体
相当于相机的镜头，光线映入眼帘后晶状体通过改变厚度聚焦成像。晶状体浑浊引发的白内障多为衰老所致。

膜变性、视网膜穿孔，或高度近视引发视网膜脱离等，会令映入眼球的光线无法聚焦成像。这类症状恶化后，甚至可能会导致失明。

儿童的眼睛每天都在成长和变化

那么，我们应该如何确认孩子眼睛的健康状况呢？指标之一是学校组织的视力检查。首先应确认孩子的检查结果是否达到1.0（A级），

0.7～0.9为B级。 B级阶段，孩子仍能基本看清黑板上的字，很多家长往往不当一回事。其实，尽早干预近视问题，视力就越有可能恢复。发现孩子的视力水平处于B级千万不要放任不管，请咨询眼科医生商讨对策吧。

家长不能对学校的视力检查结果过于紧张或放松。"A级"仅仅意味着"没有近视"，并不代表眼睛没有其他问题。另一方面，**即便结果为C或D，只要戴上眼镜能达到1.0以上的视力，通常需要接受医学治疗的可能性也较低。** 如果裸眼视力只有0.2，戴上眼镜也仅达到0.7，这就有些令人担忧了。可能是眼镜的度数不合适，也可能是眼睛存在其他疾病。

小学生生长发育速度快，如同他们的身高体重一样，眼睛也在快速成长、变化着。视力检查固然重要，**如果发现短时间内视力快速下降或是孩子的视物方式怪异等异常情况，请尽快前往眼科就诊。**

视力检查可掌握的"视物情况参考"

确认能否看清
　近处事物

↓
请
去
眼
科
就
诊

即便是B级也不可掉以轻心	A	1.0 以上	坐在教室最后排也能看清黑板上的字
	B	0.7 ～ 0.9	坐在教室中后排基本能看清黑板上的字
	C	0.3 ～ 0.6	坐在教室中前排难以看清黑板上的小字
	D	不足 0.3	坐在教室第一排，不戴眼镜或隐形眼镜就难以看清黑板上的字

A级指在一定距离下能看清事物，即"没有近视"，但无法确认眼睛是否有其他问题。如果孩子的眼睛有令人在意的疑点，请前往眼科就诊。

近视是看不清远处的物体

近视指图像聚焦在视网膜前

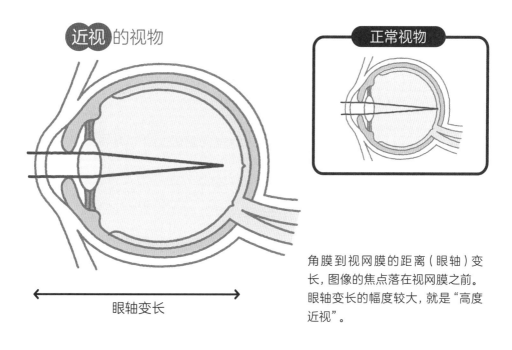

近视 的视物

正常视物

眼轴变长

角膜到视网膜的距离（眼轴）变长，图像的焦点落在视网膜之前。眼轴变长的幅度较大，就是"高度近视"。

眼球的纵深变长引发近视

近视是指"近处看得清，远处看不清"的视物状态。对照上图便能一目了然。近视后，图像的焦点位于视网膜前，因为聚焦位置相较于正常聚焦的位置更近，所以被称为"近视"。

那么，焦点为什么会在视网膜前形成呢？这是因为眼睛的纵深——眼轴变长了。眼轴长度原本约为24毫米。这一长度下，成像的焦点正好落在视网膜上。如果增长为25毫米、26毫米，那么图像就会聚焦在视网膜前。看不同距离的物体时，光线的折射会有所不同，看近处物体时焦点可以正常落在视网膜上。然而一旦距离变长，焦点就会落在视网膜前。

关于眼轴变长的原理，有几种不同的假说。本篇不对此做详细展开。总而言之，近视就是眼轴比正常情况更长的状态。

此外，俗称的"假性近视"与眼轴已经变长的"真性近视"不同。"假性近视"是调节晶状体厚度的睫状肌发生调节紧张或痉挛，使焦点短时间内落在视网膜前的状态。

远视是不论远近，都看不清

远视指图像聚焦在视网膜后

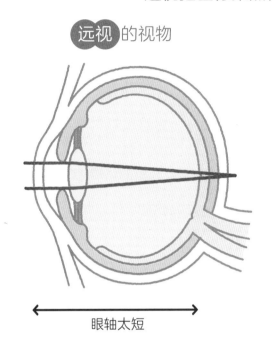

远视 的视物

眼轴太短

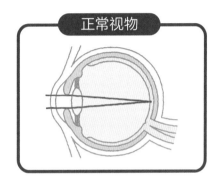

正常视物

远视是因为眼轴过短，图像聚焦在
视网膜的后方。身体较小的婴幼儿
眼球也很小，因此都是远视。

年幼的儿童都是远视

　　有的人会认为，远视是指"远处物体看得清楚，但近处看不清"
的状态。确实，如果是轻度远视，间隔一定距离的物体相对能看得更清
楚一些。但确切来说，远视是一种"不论远近都看不清"的状态。与近
视相反，远视是眼轴变短。因为图像聚焦位置相较于原本聚焦的位置更
远，故得名"远视"。

你知道吗？其实年幼的儿童个个都是远视。婴幼儿的身体很小，眼球也较小。1岁婴儿眼轴约长21毫米。这一眼轴距离下，焦点当然会落在视网膜的后方。随着生长发育，眼睛会逐渐长大。8—10岁时，眼轴增长至约24毫米，与成年人无异。

像这样，随着生长发育，幼儿的远视会逐渐得到改善。不过，也有部分儿童会出现眼睛发育迟缓，持续重度远视的情况。孩子不会表达"看不清楚"，因此这类情况往往较难察觉。如果放任不管，孩子可能会在视力未得到充分发育的情况下长大成人。**3岁儿童的体检中设置视力检查项目，也是为了筛查是否存在重度远视的情况。**

不要忽视孩子的"看不清"问题

重度远视引发"斜视"和"弱视"

弱视 大脑误将看不清的状态
当做"正常"

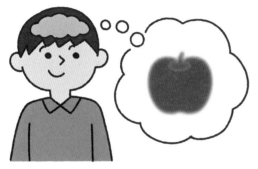

超过一定年龄后，眼睛的生长发育会停止。
如果在此之前大脑还无法学会清晰视物，就
会出现戴上眼镜仍然无法看清的情况。

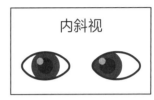
内斜视

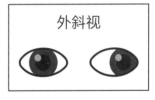
外斜视

斜视是眼睛为了尽可能看清物体
而引发的眼珠位置的偏移。斜视中
约70%是一侧眼珠向鼻子靠近的
内斜视。除了外斜视，还有向上或
向下偏的斜视。

重度远视引发"斜视"和"弱视"

幼儿虽然有远视问题，但随着眼睛的生长发育，视力会逐步提高。然而，也有部分儿童因重度远视，视力在发育中难以提升。**重度远视时，眼睛为了努力聚焦，可能会出现斜视的情况**。最常见的是左眼或右眼中有一侧眼珠偏向鼻子，形成"内斜视"，也有向外侧偏的"外斜视", 或是向上、向下偏的"上斜视"和"下斜视"。

另外, 远视状态下, 远近物体均无法看清, 眼睛传递给大脑的都是模糊的图像。如果这样的情况一直持续到8岁, 大脑将一直无法习得"看清"这一认知, 并结束眼睛的生长发育。这就是"弱视"的成因。得了弱视, 戴上眼镜也很难看清。

在儿童的远视治疗中, 最重要的是戴上远视专用眼镜, 对大脑进行"看清"的训练。在医生的指导下科学治疗, 完全有可能随着成长最终摘掉眼镜。请不要忽视孩子的眼神奇怪或相比其他孩子明显看不清的情况, 一定要及时前往眼科就诊。

戴眼镜
近视度数会加深是极大的误解

当我告知小患者的家长"您的孩子有近视，建议为他配一副眼镜"时，有的家长会提出反对意见："戴了眼镜，近视的度数不是会加深吗？"这是非常大的误解。眼镜只是一种工具，戴上眼镜近视不会加深，也不会出现好转。

家长常会担心地问道："可戴眼镜后，眼镜的度数会越来越深吧？"其实，近视度数的加深是孩子生长发育引起的。正如孩子的身体长高长大，眼球也会变大，眼轴变长，近视度数自然就加深了。戴眼镜并不会引起身体的生长发育。另外，随着年龄的增长，孩子的学习时间与使用电子产品的时间也会增加，这也会引起近视的恶化。

看不清楚会造成孩子生活质量的下降。不仅影响学习，还可能引发受伤和活动量的减少。请一定要为孩子配上度数合适的眼镜，不要在言语中流露出对眼镜的反感。孩子的成长速度很快，应定期确认度数是否合适，还应留意维护眼镜的状态，避免镜片污浊或镜架歪斜。

孩子配好眼镜后请注意!

- [ ] 1个月后去眼科确认度数
- [ ] 每月去眼镜店做一次眼镜维护
- [ ] 每3个月接受一次定期检查
- [ ] 取用眼镜时注意安全

对儿童眼睛有害的事①
长时间伏案学习

户外活动减少，近视人数增加

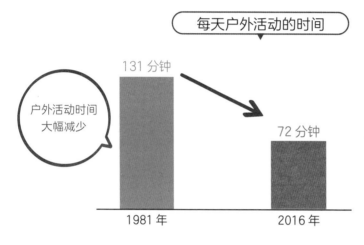

每天户外活动的时间

131 分钟

户外活动时间
大幅减少

72 分钟

引用：西铁城手表有限公司
《孩子的时间感觉》
对象：日本全国小学四至六
年级男女儿童
（1981年调查317人，2016
年调查400人）

1981 年　　　　　　2016 年

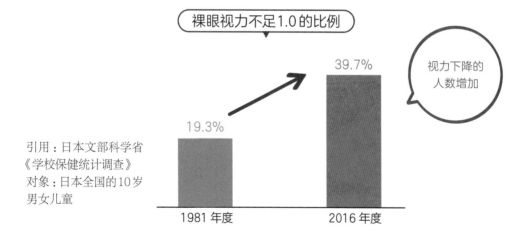

裸眼视力不足1.0 的比例

39.7%

视力下降的
人数增加

19.3%

引用：日本文部科学省
《学校保健统计调查》
对象：日本全国的10岁
男女儿童

1981 年度　　　　　　2016 年度

这两张图表是分别进行的调查，数据无法直接进行对照。但40年来，随着时代的发展，儿童的户外活动时间减少，裸眼视力下降是不争的事实。

看近处物体的情况增多，容易引发近视

如果你常常感叹，别人家的孩子成绩那么好，可自家孩子怎么就这样呢？那么，我有一个好消息要告诉你，那就是你的孩子患近视的可能性也许会比较低。

近视的确切原因尚不明，不过通常认为如果时常只看手边的近物，为了方便聚焦，眼轴就会变长。**各种统计数据也证明，伏案学习时间长与视力降低有很强的相关性。**另外，研究还指出，**户外活动时间的减少也与近视人数的增多有关。**好好学习固然重要，但对眼睛来说，学习时间短对眼睛的健康更有利。家长一定要注意，避免让孩子一直伏案学习，应确保他们去户外活动身体的时间。

另外，人们常说"在昏暗处阅读对眼睛不好"，但房间的明亮程度与视力下降之间并无直接的关联。当然，人在昏暗的环境下不容易看清文字，就会不由自主地凑近书本，很可能是这一举动引发了近视。

对儿童眼睛有害的事②
不限制电子产品的使用

每30分钟应让眼睛休息1次

现如今，小学生有自己的智能手机并不罕见。有的学校还会为每个孩子配备平板电脑，我们已经步入了难以与电子设备绝缘的时代。

为了保持眼睛的健康，欧美有一个"20-20-20"规则。即观看电子屏幕20分钟后，应进行远眺，看20英尺（约6米）以外的物体20秒。如果难以做到，至少也应在每使用30分钟电子产品后休息一次。注意避免长时间盯着屏幕看，应时不时地将视线移开屏幕，看向远处。

使用智能手机或平板电脑时，还应注意保持眼睛与屏幕的距离，以及调节屏幕亮度。光线会直接从屏幕射入眼睛，推荐将屏幕亮度调至中等偏暗。眼睛距离屏幕至少30厘米。如果发现孩子看得入迷，不由自主地凑近屏幕，请提醒孩子保持距离。

现在，我们的生活离不开电子产品，因此更要注意避免无限制地一直盯着屏幕。

蓝光的影响

　　蓝光是一种能量较强的蓝色光波。太阳光与房间的照明光线中都有蓝光，电子产品的屏幕发出的蓝光会直接射入眼中，其强大的能量对眼睛带来的伤害令人忧心。其实，蓝光究竟会对眼睛产生何种影响，目前还没有明确的研究结果。

　　然而，眼睛长时间受到强光照射没有益处，今后蓝光对眼睛的有害影响也可能得到研究的证实。因此，使用电子产品时应注意避免屏幕光线长时间大量强力地照射。

使用智能手机与平板电脑时的注意事项

- ☐ 视线每30分钟移开屏幕1次

- ☐ 眼睛与屏幕的距离保持30厘米以上

- ☐ 调节屏幕亮度，避免太刺眼

使用电子产品时，请遵守最基本的两条规则：不长时间盯着看；保持一定的距离。强光会使眼睛疲劳，推荐将屏幕亮度调整为中等或偏暗。

对儿童眼睛有害的事③
专挑对眼睛好的食物食用

营养失衡可能对眼睛造成不良影响

蓝莓中的花青素有益眼睛——这种说法没有问题。不过，含有花青素的食物不仅限于蓝莓，对眼睛有益的营养素也不仅限于花青素。各种维生素都具有抗氧化作用和保护黏膜的功效，矿物质与神经传导物质的生成有关，蛋白质和钙质则是构成人体组织的重要物质。像这样，"有益眼睛"的食物千千万，几乎所有的食物从某种意义上来说都是对眼睛有益的。

叶黄素也是有益眼睛的营养成分。叶黄素对老年性黄斑变性和白内障具有预防效果，因此，推荐高龄人士多吃叶黄素含量较高的菠菜等蔬菜是有道理的。不过，正值生长发育期的少年儿童就没有预防这类疾病的需要了。

吃了太多有益眼睛的食物，可能会导致无法吃下其他食物。如果像这样太过执着于一些特定的食物而造成孩子的营养失调，就本末倒置了。不挑食、均衡饮食对孩子的眼睛发育十分关键。

有益眼睛的营养素不止一种

预防眼睛衰老

- 叶黄素
- 蛋白质
  ……

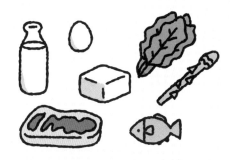

保护眼睛的健康

- 维生素 A
- B 族维生素
- 维生素 C
- 钙
- DHA
  ……

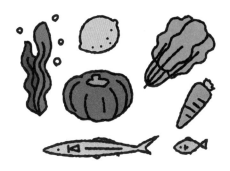

舒缓用眼疲劳

- B 族维生素
- 维生素 E
- 花青素
- 虾青素
- 牛磺酸
  ……

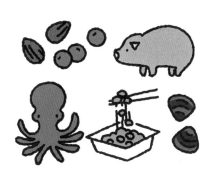

对孩子的眼睛来说，这些也可能造成负担

按压眼睛或揉眼睛

眼睛是非常脆弱的。过度按摩或过度揉眼，可能会引发白内障与视网膜脱离。

躺着看书

姿势不佳更易导致用眼疲劳。躺着看书时眼睛距离书本太近，近距离视物的机会增多，会提高患上近视的可能性。

使用空调而不开加湿器

泪液能保护眼睛表面免受外界的刺激。眼睛是暴露在外的器官，空气干燥时，眼睛容易受伤。开空调会明显降低湿度，使用时应注意搭配加湿器。

房间里满是灰尘

身处满是螨虫与灰尘的房间，可能会患上过敏性结膜炎。眼睛发痒后揉眼，越揉越痒，形成恶性循环。请注意保持房间内的清洁。

熬夜或睡眠不足

眼睛是身体的一部分，必须让眼睛得到适度的休息。应避免玩游戏到深夜或睡眠不足，第二天精神不佳等情况，注意保持生活作息的规律。

对儿童眼睛有益的事①
锻炼眼部深层肌肉

提升调节聚焦的能力! 睫状肌拉伸运动

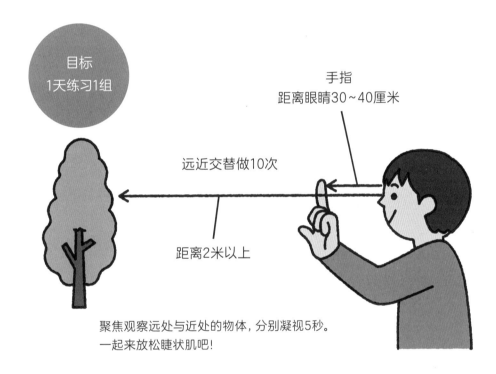

目标
1天练习1组

手指
距离眼睛30~40厘米

远近交替做10次

距离2米以上

聚焦观察远处与近处的物体,分别凝视5秒。
一起来放松睫状肌吧!

让调节聚焦的肌肉处于放松状态

时常近距离视物,调节晶状体厚度的睫状肌会持续紧张,出现类似近视的症状(假性近视)。有研究人员认为,对假性近视放任不管,可能会转变为真正的近视。

在埋头做家务或工作告一段落后，舒展身体可以让人感到神清气爽。紧绷的肌肉得到伸展后，血液循环也变得更加顺畅。眼睛也是同理。**请活动、放松眼睛的深层肌肉——睫状肌，帮助这一肌肉恢复原本的作用吧。**换言之，我们需要帮助睫状肌做拉伸运动。

方法很简单。首先，凝视2米外的物体5秒，然后在距离眼睛30厘米处竖起一根手指，凝视5秒。如此反复，10次为1组。通过交替聚焦近处与远处的物体，缓解睫状肌的紧张，帮助其恢复原本的功能。睫状肌拉伸没有任何副作用，可在一天之内做多组。首先，建议每天做1组，养成坚持练习的好习惯。

对儿童眼睛有益的事②
提高大脑的处理能力

提升视力! 纸币练习法

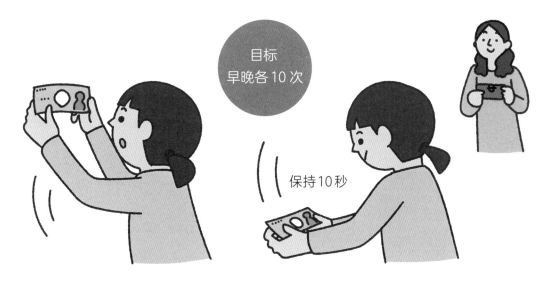

目标
早晚各 10 次

保持 10 秒

拿起纸币,直至能清晰看到纸币上的
防伪水印。

缓缓放下纸币,在防伪水印即将看不清
处停住,凝视 10 秒。

看不容易看清楚的物体的练习

就如我在前文里已经说明过的,视力不仅与眼睛的构造有关,还
与大脑的功能息息相关。我为大家介绍一种与视力相关的简易大脑锻炼
法——能提高视力的纸币练习法。

请准备一张纸币,双手拿起,直到能清晰地看到纸币上的防伪

水印，然后缓缓放下纸币，在防伪水印即将无法看清时停住，凝视10秒。之后再次拿起至能看清楚水印的高度。请早晚各做10次。**不同角度下原本看不清的事物变得清晰可视，这就是锻炼与视力相关的大脑区域的方法。**

如果不希望孩子接触纸币，还可以在纸上写一些文字后让孩子从背面透光观察，也能收获类似的效果。除此之外，还可以使用学校分发的印刷品，或自行用笔写在纸上。不过需注意，不要用印制传单的那种表面光滑且有光泽的铜版纸。自行制作练习道具时，使用普通打印纸即可。

对儿童眼睛有益的事③
打造呵护眼睛的良好环境

湿度、照明、智能手机——请注意这几点

每一位家长都希望为自己正值发育期的孩子创造一个有益于视力的环境。首先可以立刻做到的是家中环境的清洁。眼睛受螨虫、灰尘等的刺激而发痒，揉搓可能会造成角膜受损，引发过敏性结膜炎。擦手、擦脸的毛巾也要注意勤洗勤换。

护眼环境检查清单

- ☐ 室内照明光线亮度适中
- ☐ 观看电视的位置距离屏幕2—3米
  （距离屏幕的最佳距离为屏幕宽度的3倍）
- ☐ 使用电脑或平板电脑注意保持距离、
  调整屏幕的高度与角度
- ☐ 空调的出风口不对着面部直吹
- ☐ 使用空调时注意加湿
- ☐ 保持家中环境清洁
- ☐ 不仅是孩子，家长也要注意在生活中保护眼睛

距离、高度、角度

眼睛是非常不耐干燥的器官。为了预防眼干燥症，对房间的湿度也应多加留意。尤其是打开空调后，房间内的湿度会下降，应格外注意。打开空调时，建议同时打开加湿器加湿，另外，空调出风口也不要对着面部直吹。

照明方面，只要亮度令人舒适，就无须太过在意。如果室内光线较暗，人在视物时往往会不由自主地凑近，因此需要有意识地避免光线过于昏暗。

通常，我们不会去直视室内的照明灯光，但有一种光线会直接射入毫无防备的眼中，那就是来自电视机、智能手机和平板电脑等电子设备屏幕发出的光。当今人们的生活已经无法彻底与这类产品绝缘，只能在使用时尽可能地注意保护眼睛。原则有三条：不长时间盯着看；每30分钟视线应移开屏幕一次；使用时眼睛与屏幕保持适当距离。与电视机屏幕的距离一般以屏幕宽度的3倍为宜，智能手机和平板电脑一般距离眼睛30厘米以上为宜。为防止用眼疲劳，屏幕亮度可调整为中等或偏暗。看电脑屏幕时，不要从极端角度向上或向下看，请尽量保持视线与屏幕高度一致。

还有一点十分重要，请勿只要求孩子在生活中注意保护眼睛。父母作息规律、心情愉快、适度使用电子产品等生活态度，也会潜移默化地影响孩子，让他们更加珍爱自己的双眼。

缓解眼睛疲劳

最后，关于眼睛的健康，我还有一个小小的建议。当眼睛疲劳时，大家会冷却眼睛还是温热眼睛呢？正确的做法其实是温热眼睛。撞伤时，冷却患处可以抑制炎症。但**过度用眼感到眼睛疲劳时，应该温热眼睛**。通过温热眼睛，眼周肌肉的紧张得到缓解，血液循环得以促进，从而改善用眼疲劳。

可以使用热毛巾或市售的相关产品，或是搓热手掌后轻轻扣在眼睛上，也有效果。请大家在日常生活中更好地呵护自己的双眼吧！

眼睛累了请温暖它

用热毛巾

用自己的双手

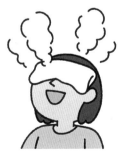

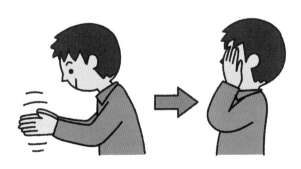

将打湿的毛巾放入微波炉中加热约40秒。确认热度不会烫伤皮肤后，装入保鲜袋中，盖在眼部，直至完全冷却前取下。

双手搓10次左右，搓热手掌。双手扣成小杯状，轻扣在闭合的眼睛上，保持30~60秒。

关于儿童眼睛问题的

"怎么办"与"为什么"的

Q & A

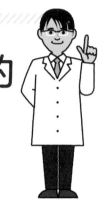

Q 小儿眼科与普通眼科有什么不同?

A 10岁前请去专业的小儿眼科就诊。

　　小儿眼科负责治疗视物功能尚处于发育阶段的儿童的眼睛问题。10岁前眼睛还在不断生长发育,小儿眼科的医生用其专业的知识和技能治疗儿童在此期间会出现的远视、散光、斜视、弱视等眼睛问题。除了儿童医院和一些专业的眼科医院开设这类科室外,其他有小儿眼科的医院整体较少,请提前做好咨询工作。

Q 小儿眼科与普通眼科,应该如何选择呢?

A 小儿眼科数量较少,请根据症状的严重程度选择。

　　近视或结膜炎等可以去普通眼科就诊,这样更便捷。很多普通眼科都能提供近视的最新治疗方法,如果愿意尝试,不妨通过网络提前检索相关信息。如果是儿童的先天性眼疾或远视、斜视、弱视等眼科问题,建议去小儿眼科就诊。

Q 眼药水的正确滴法是怎样的呢？

A 滴眼药水后不应揉眼或眨眼，否则会使药液效果减弱。

滴眼药水后揉眼或眨眼是错误的做法。因为这样一来药液会被泪液稀释。滴入眼药水后，应短时间闭眼。为防止药液从鼻泪管流入鼻腔，还可轻轻捏住山根处。

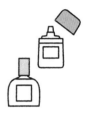

Q 孩子不愿意戴眼镜该怎么办？

A 可能是眼镜度数、眼镜架等不合适。

首先，家长不能有反感眼镜的言行。孩子会感受到家长的失望与不快。其次，应确认度数是否合适。孩子可能会因眼镜度数不合适或眼镜架不适合脸型感到不舒服而反感戴眼镜。

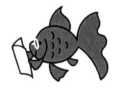

Q 可以让孩子佩戴隐形眼镜吗？

A 需要正确保管，建议上初中后开始尝试。

隐形眼镜属于"第三类医疗器械"，使用不当会引发感染等眼部问题。还需要注意存放时的卫生，佩戴时也要严格控制时长。虽然没有年龄的限制，但建议在孩子上初中后再开始尝试佩戴隐形眼镜。

Q 有近视问题时，还有其他需要警惕的眼部疾病吗？

A 请注意在生活中保护眼睛，避免发展为高度近视。

为了尽早发现弱视问题，请确认戴上眼镜后视力是否达到1.0以上。另外，高度近视会增加今后罹患白内障、青光眼、视网膜脱离等疾病的可能性，请尽可能地在生活中注意保护眼睛。

Q 喜欢在昏暗的环境里看书该怎么办？

A 请保证光照能让眼睛与书本保持适当的距离。

光线昏暗并不会导致近视。但当周围光线昏暗时，我们会因为难以看清文字而不自觉地凑近看书，是这种"近距离视物"引发了视力下降。为保证眼睛与书本之间相距30厘米，请确保照明亮度能让自己在这一距离下轻松看清文字。

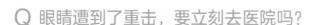

Q 眼睛遭到了重击，要立刻去医院吗？

A 即便外表看不出异常，为了以防万一，还是去就诊更好。

孩子有可能无法说清楚情况，建议最好去医院就诊。如有以下症状，则必须就诊。

· 一侧眼睛无法看清。

· 眼球向上下左右或对角线转动时疼痛感加剧。

· 双眼视物时出现重影。

意在改善视力的大脑锻炼法

眼睛是接收外界信息的窗口

所谓的"视力好"，究竟是如何定义的呢？首先能想到的是"眼睛的功能良好"。一般来说，睫状肌、晶状体、视网膜等构成眼睛的各个组成部分功能没有异常，就应该能清晰地视物。

然而事实上，看清事物并非只有眼睛发挥了作用。眼睛就好像接收资料的窗口。如果把收到的资料丢在一边不管或提交给了不对口的业务员，那么收到资料也变得毫无意义。**眼睛接收的信息传给大脑的视觉**

不仅是眼睛，大脑也在看

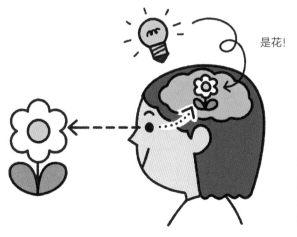

是花!

在视物上，大脑与眼睛的功能都十分关键。眼睛接收的信息需要大脑识别后才能看到。

中枢，只有这部分大脑能正确处理信息，我们才能清晰地视物。就算眼睛的功能没有问题，假如发生脑梗死造成大脑功能异常，也可能引发视力下降。

因此，想要清晰视物，眼睛与大脑的功能缺一不可。不论哪一边出问题，我们都将难以正常视物。

大脑无法学会视物，视力就无法提高

大脑的功能对正常视物至关重要。能够佐证这一说法的事例，就是放任重度远视会引发的弱视问题。婴儿在发育的过程中不断接受各种

孩子的视觉在出生后会马上开始发育

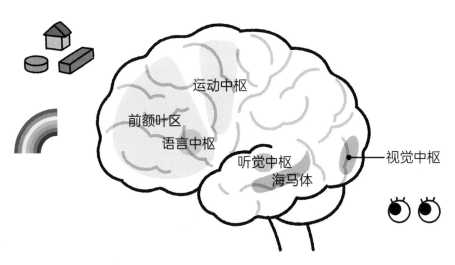

大脑的不同部位分别负责不同的功能，基本按照从后向前的顺序依次发育。负责视觉的区域在后脑勺，出生后马上就会开始发育。

外界刺激。比如，幼儿能够开口说话，是因为他们听见周围的声音后，能够将其关联到特定的事物上。

视力也是同理，如果不充分积累"看清"的体验，就无法学会视物。重度远视的情况下，周围看起来总是朦朦胧胧的，大脑负责视力的区域无法得到充分的刺激，因此无法学会看清事物。这种情况长期持续，最终会导致戴上眼镜也无法看清，这就是弱视。弱视的成因是在发育期大脑长期只接收到模糊的图像，影响了其图像信息处理功能的发育。

刺激大脑"视物"区域的"加博尔视力训练"

如上文所介绍，视物能力与大脑有着密不可分的关联。想要改善视力，除了作用于眼睛本身，还有针对大脑进行刺激的解决方法。这种锻炼大脑的视力改善法，就是接下来要向大家介绍的"加博尔视力训练"。

不过，对于有远视等近视以外眼睛问题的孩子而言，他们需要的是医学治疗。如果体检时发现存在这类问题，请一定要去医院接受适当的治疗。

经科学证明有效的方法[1]
"加博尔视力训练"

加博尔视标能刺激视觉中枢

有许多可以提升视力的方法，比如眼睛按摩、眼球运动、穴位按压等，这些方法绝大多数都是针对眼睛本身功能的改善。**本书介绍的加博尔视力训练不针对眼睛的功能，而是一种意在提高大脑处理能力的方法。**这种作用于大脑的视力恢复法，经过科学证明行之有效。

加博尔视力训练使用到的"加博尔视标"是诺贝尔物理学奖获得者丹尼斯·加博尔博士发明的特殊条纹图案。**研究表明，凝视加博尔视标可以刺激大脑的视觉中枢，提高视力。**美国加利福尼亚大学与堪萨斯大学的研究证明了这一方法的效果。2017年，《纽约时报》对此进行了报道。凝视加博尔视标，视力可以平均提高0.2。对此，我思考的问题是，有没有一种新奇有趣的方法，能帮助人们凝视加博尔视标。在这一思考的推动下，加入游戏元素的"加博尔视力训练"应运而生。

---

1 使用大脑的视力恢复法。

这就是"加博尔视标"

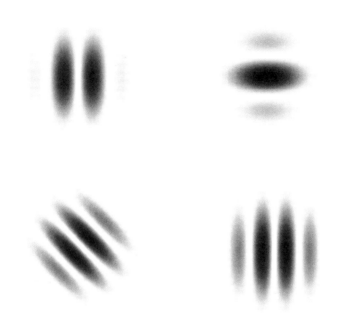

丹尼斯·加博尔博士是英国的物理学家，凭借全息术的发明荣获诺贝尔物理学奖。他发明的黑白图案就是加博尔视标。

1天只需3分钟，凝视加博尔视标即可

"加博尔视力训练"的方法十分简单，只需要盯着加博尔视标看——仅此而已。可以1天做几次，偶尔中断休息1天也不影响效果。一般推荐1天1次，每次3～10分钟。最初2周建议尽可能每天练习。

凝视视标时全神贯注十分重要。为此，本书设置了找相同或不同

图案的视标等挑战，精心设计了一套帮助孩子不厌其烦地凝视视标的方法。研究表明，只有黑白视标才有效，因此本书中的加博尔视标全部为黑白图案。

找出相同的加博尔视标

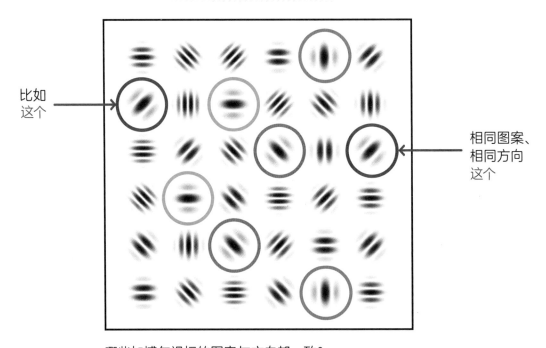

比如
这个

相同图案、
相同方向
这个

哪些加博尔视标的图案与方向都一致？

凝视加博尔视标时，大脑的视觉中枢会受到刺激。研究表明，通过寻找相同图案等方式集中注意力凝视视标，具有改善视力的效果。

不适用于近视以外儿童

　　详细的做法与答疑请参考下一页的Q&A部分，但在让孩子操作前，有一点需要向各位家长强调。**加博尔视力训练只适用于想要改善或预防近视问题的儿童。**

　　远视、斜视、弱视均需要接受正规的医学治疗。另外，有些孩子的眼睛问题并非单纯的近视，还有可能潜藏着其他疾病。千万不可认为"反正在做加博尔视力训练"就不去接受适当的治疗，由此耽误了孩子的病情。请首先确认孩子没有近视以外的其他眼部问题，再尝试本书的方法。

加博尔视力训练的 Q & A

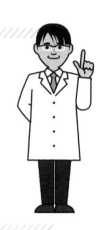

Q 应该每天练习几次，每次练习多久呢？

A 每天3～10分钟为宜，任何时候都可以。

　　1天1次，每次练习3～10分钟即可。做加博尔视力训练无须在意时间段，不论什么时间做都同样有效。可以在起床后或洗澡前等固定时间练习，养成每天练习的好习惯。

Q 练习太久会有副作用吗？

A 没有副作用，不过感觉累了就休息一下。

　　加博尔视力训练一般推荐1天练习1次，每次3～10分钟。不过，超过这一次数或时长也不会对眼睛产生不良影响。感觉累了就不要勉强自己练习。身体不适时，完全可以缩短练习时间，提早结束。

Q 坚持多久才会有效果？

A 为了体验效果，请先连续练习14天吧。

一般14天就能感到有效。请大家先尝试在最初的2周内坚持每天练习。从反馈来看，坚持2周后"视物情况有改善"的反馈较多。还有许多孩子坚持1个月后感到有效。因此，坚持2周之后，不妨将下一个目标设为连续练习1个月。

Q 如果不连续练习，效果会消失吗？

A 偶尔休息中断一次，效果也会持续。

一般推荐每天练习，不过偶尔中断休息1天，效果也不受影响。不会出现中断1天，效果立刻消失的情况。只是在体验到视力改善的效果后，最好能继续坚持每周做2~3次加博尔视力训练。

Q 有没有人不可以做加博尔视力训练呢？

A 请确认眼部是否存在疾病或异常。

不论是儿童还是高龄人士，均可练习本方法。加博尔视力训练对近视和成年人的远视、老花眼和散光问题也有一定的改善效果。但是，儿童的远视、斜视、弱视必须接受医学治疗。在开始使用本书练习前，请务必确认眼睛是否存在其他问题。

Q 可以戴着眼镜练习吗？

A 请戴好眼镜或隐形眼镜，在视物清晰的状态下练习。

　　戴着眼镜做加博尔视力训练，不会影响想要的改善效果。请戴好眼镜，在视物清晰的状态下进行练习吧。佩戴隐形眼镜练习同样不会影响效果。

Q 坚持做加博尔视力训练后，看习惯了怎么办？

A 答案不重要，坚持凝视加博尔视标才是目的。

　　在反复做题的过程中，有时会彻底记住加博尔视标的位置。即便如此，也不会影响练习的效果。重要的不是得出正确答案，真正帮助改善视力的是凝视加博尔视标的过程本身。

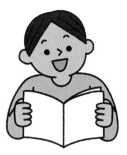

Q 有没有人做了加博尔视力训练却没有起效呢？

A 近视非常严重的人练习后也较难收获效果。

　　视力不足0.1的高度近视人士平时已经在充分调动大脑的处理能力。因此，练习加博尔视力训练收到的效果十分有限。不过做加博尔视力训练还有令眼睛不易疲劳等效果，不妨作为眼部放松的方法坚持练习。

本书的使用方法

接下来，每天都会有一个加博尔视力训练的小游戏，以及一道深入了解眼睛相关知识的趣味问答题。练习的目的是让孩子集中注意力凝视加博尔视标，因此不用太执着于正确答案。本书为每一周的练习都设计了不同的主题，比如找出相同或不同图案的视标等，可以跟孩子一边玩，一边提高视力。

一起完成加博尔视力训练的小游戏吧

- 每次练习3~10分钟为宜。
- 共有28天不同的挑战内容，期间设置休息日也无妨。
- 可以反复挑战同一个游戏。
- 完成全部游戏后，可以回到第1天再玩一遍。
  建议养成每周做2~3次加博尔视力训练的好习惯。
- 针对儿童的加博尔视力训练，意在预防和改善近视问题。
  不可用于改善需要医学治疗的眼部疾病或异常问题。

让孩子练习加博尔视力训练之前

确认！

- ☐ 想要预防、改善近视
- ☐ 无远视问题
- ☐ 无斜视问题
- ☐ 无弱视问题
- ☐ 眼睛无疼痛、瘙痒、肿胀的情况
- ☐ 无短时间内视力快速下降或感到光线刺眼等明显症状
- ☐ 无疲劳、感冒等症状，身体状况良好

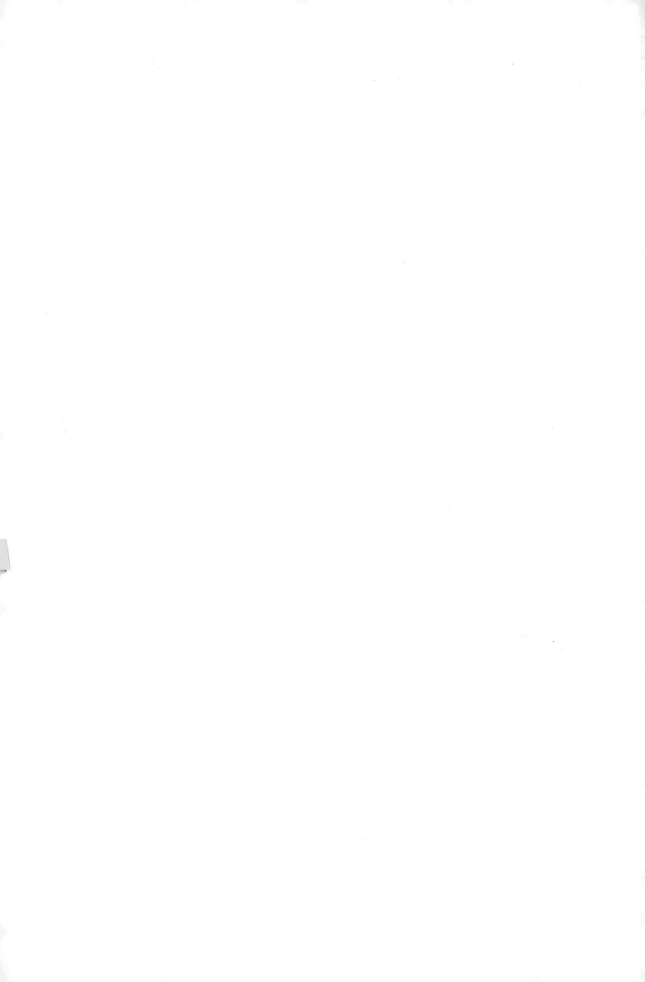

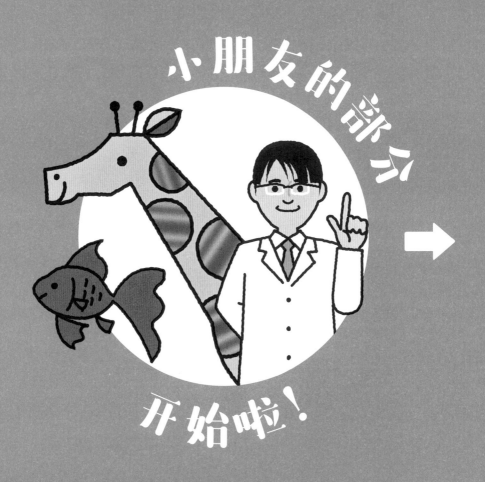

小朋友的部分

开始啦！

视力只有0.1，
因此戴着眼镜。
之所以写这本书，
是希望提醒大家
好好爱护自己的眼睛！

接下来登场的小伙伴们

 金金

● 金鱼小学一年级学生
● 不擅长学习和整理，都是
　因为自己视力不好
● 梦想是成为航天员

 鹿鹿

● 长颈鹿小学三年级学生
● 做事很认真，却是班上最常
　丢三落四的小朋友
● 梦想是成为漫画家

 博士（本名平松类）

● 眼科医生（治疗眼睛的医生）
● 金金和鹿鹿都叫他"博士"，
　非常崇拜他
● 一说到眼睛的话题就会变得超级热血

1天3分钟，请每天练习吧！

本方法经科学证明，坚持练习可以有效锻炼"视物能力"，改善视力。

★ 可以在完成学习后或睡觉前练习，固定练习时间有助于坚持。

★ 感到疲劳或眼睛疼痛、头痛时，请不要勉强练习。

★ 完成1整个月的练习后，下个月请回到第1周重新开始。

（重点是凝视视标，也可以从自己喜欢的那一页开始。）

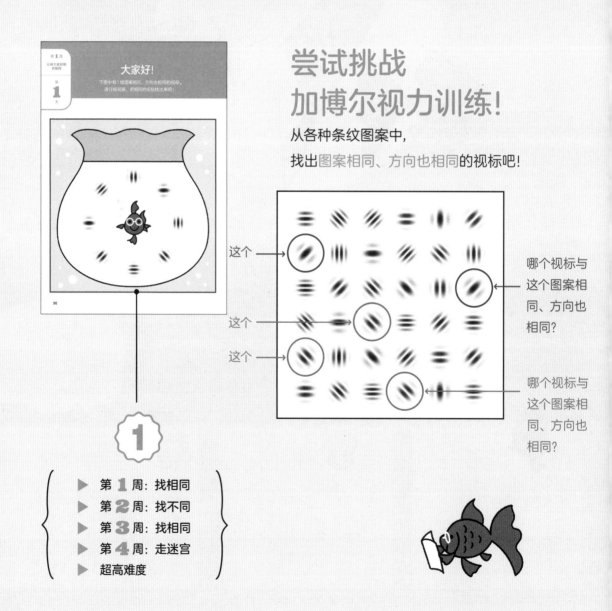

尝试挑战 加博尔视力训练！

从各种条纹图案中，

找出图案相同、方向也相同的视标吧！

这个 →

这个 →

这个 →

哪个视标与这个图案相同、方向也相同？

哪个视标与这个图案相同、方向也相同？

▶ 第 1 周：找相同

▶ 第 2 周：找不同

▶ 第 3 周：找相同

▶ 第 4 周：走迷宫

▶ 超高难度

姿势不对！
眼睛凑太近了！

 对于姿势和眼睛。

 为什么爸爸妈妈会批评我们呢？

 因为我们一生都会使用眼睛，爸爸妈妈希望我们能好好爱护自己的眼睛呀！

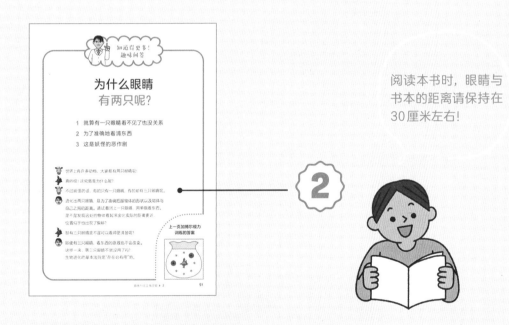

阅读本书时，眼睛与书本的距离请保持在30厘米左右！

一起来玩趣味问答！

这些都是与眼睛有关的趣味问答。学到了新知识，还可以出题考一考爸爸妈妈哟！

▶ 第 **1** 周：会被夸奖"知道得可真不少"的趣味问答

▶ 第 **2** 周：学习动物眼睛知识的趣味问答

▶ 第 **3** 周：有关眼睛的不可思议的趣味问答

▶ 第 **4** 周：了解什么对眼睛有益或有害的趣味问答

大家好！

下图中有1组图案相同、方向也相同的视标。
请仔细观察，把相同的视标找出来吧！

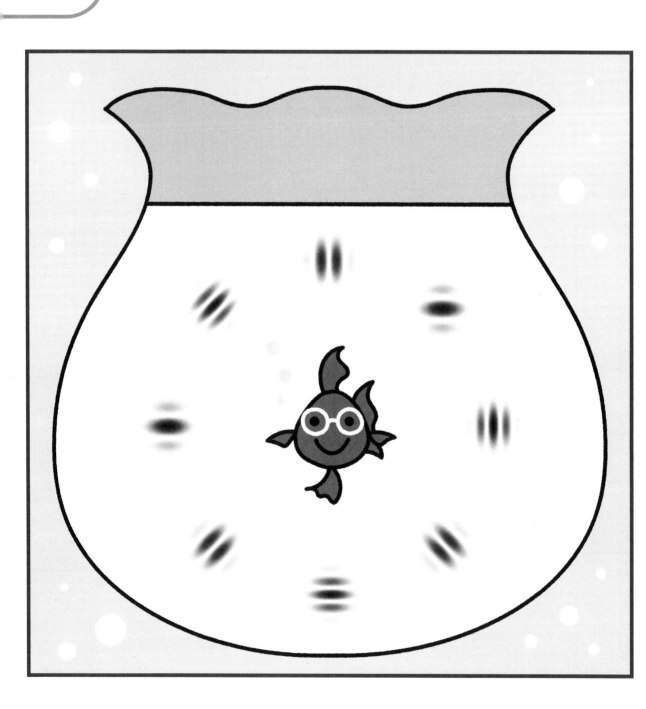

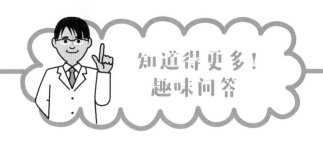

为什么眼睛
有两只呢?

1 就算有一只眼睛看不见了也没关系

2 为了准确地看清东西

3 这是妖怪的恶作剧

 世界上有许多动物, 大家都有两只眼睛呢!

 真的哎! 这究竟是为什么呢?

 不过妖怪的话, 有的只有一只眼睛, 有的却有三只眼睛呢。

 进化出两只眼睛, 是为了准确把握物体的形状以及物体与
自己之间的距离。请试着闭上一只眼睛, 用单眼看东西。
是不是发现远处的物体看起来会比实际的距离更近,
位置似乎也出现了偏移?

 那有三只眼睛是不是可以看得更清楚呢?

 即便有三只眼睛, 看东西的原理也不会改变。
这样一来, 第三只眼睛不就没用了吗?
生物进化的基本法则是"存在必有用"哟。

**上一页加博尔视力
训练的答案**

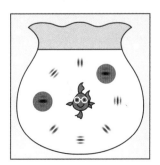

是长颈鹿宝宝！

下图中有2组图案相同、方向也相同的视标。
请仔细观察，把相同的视标找出来吧！

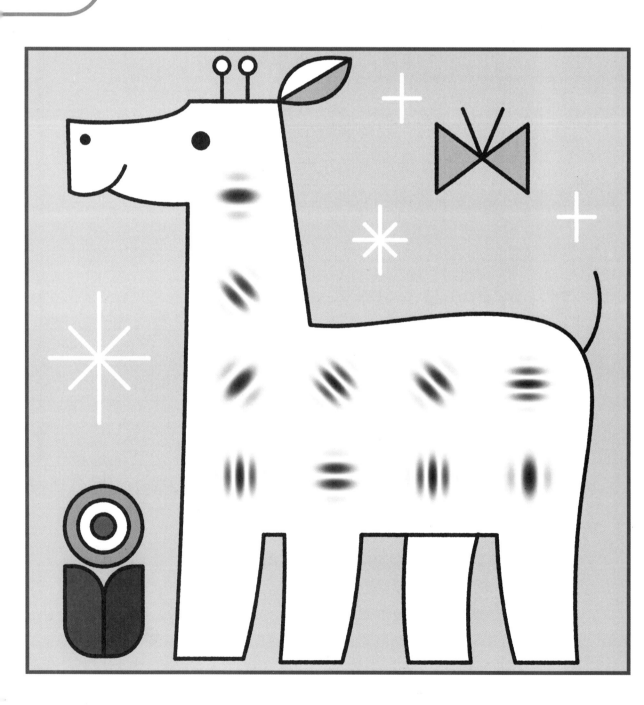

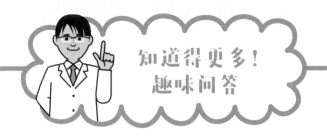

婴儿的视力很不好，
这是真的吗?

1 是真的（婴儿的眼睛几乎无法看清东西）

2 是假的（婴儿的视力和小学生差不多）

3 不知道婴儿的视力究竟怎么样

 婴儿的视力不太好是真的哟。

刚出生的小宝宝，视力大概只有0.01。

你觉得视力0.01能看见的世界是什么样的呢?

这种视力能分辨明暗，对30厘米远的物体只能隐约

看到一个模糊的轮廓。据说也几乎无法分辨颜色呢。

为了能看清楚，

小宝宝必须进行"看的练习"。

静止的物体、运动的物体、人与动物的脸等，

小宝宝在练习观察各种东西的过程中，

视力逐渐变得越来越好。

练习后，会看得越来越清楚。

大约3岁，视力就能达到1.0左右了。

上一页加博尔视力
训练的答案

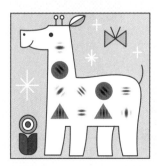

这可不是鬼脚图!

下图中有3组图案相同、方向也相同的视标。
请仔细观察，把相同的视标找出来吧!

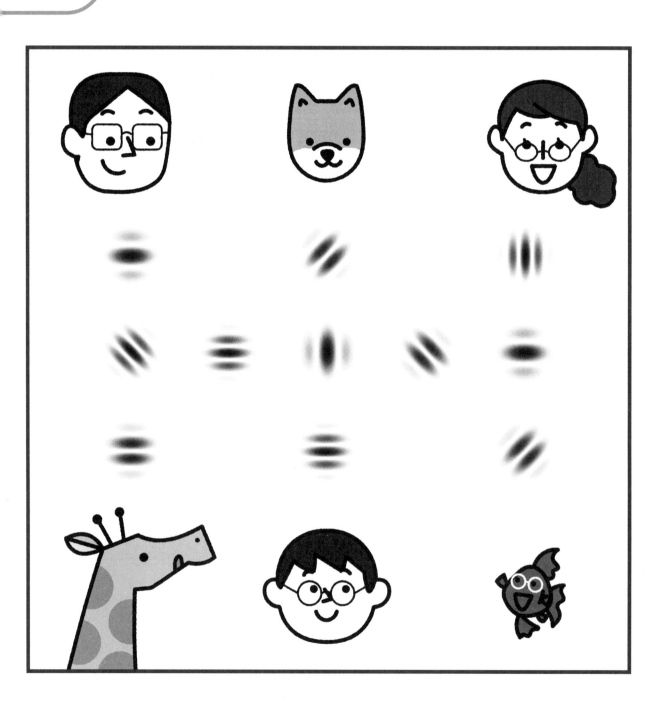

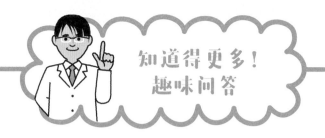

知道得更多！
趣味问答

爸爸妈妈的视力不好，
小朋友的视力也会不好吗？

1 会

2 不会

3 不好的情况比较多

 我的爸爸、妈妈视力都不好，
因此我的视力不好也是没办法的事。

 我是大高个，因为家里人也个个都很高哟。

 身体的特征由父母传给孩子，这叫"遗传"。
比如，高个子遗传给下一代的情况就比较常见。
近视（视力不好）也有遗传，
但影响不如身高那么强。
就算爸爸或妈妈是近视，
小朋友也不是绝对会近视哟。

 真的吗？我有可能不近视吗？

 只要用心呵护眼睛，就有很大的可能不近视！

 是吗？！那我要努力试一试！

**上一页加博尔视力
训练的答案**

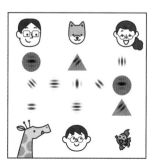

坐上热气球眺望远方吧!

选1个你喜欢的视标，然后找出与它图案相同、方向也相同的视标吧。
找到后，再选其他形状的视标继续挑战。

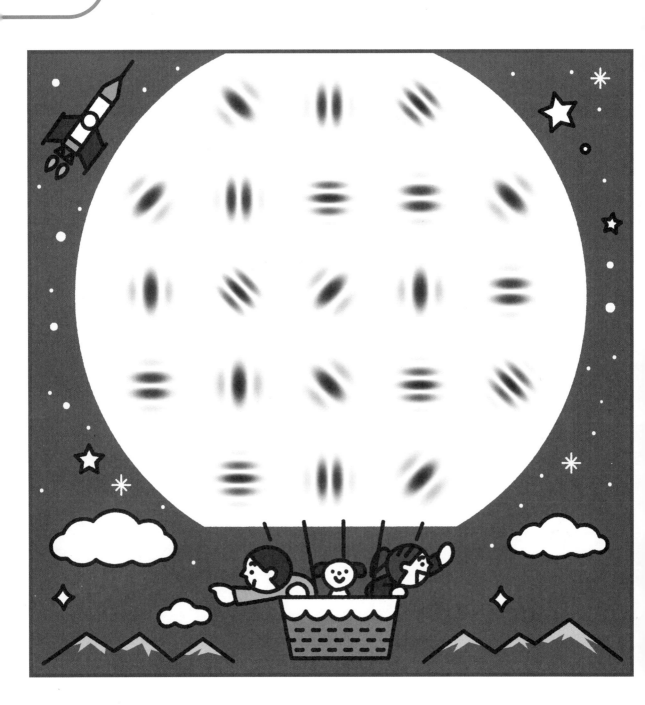

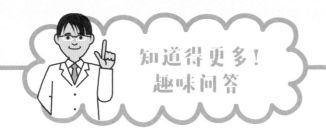

视力不好
无法从事什么工作呢？

1 赛马骑手

2 职业拳击手

3 网球运动员

 我长大了想当航天员，很帅吧！

 那可要好好保护眼睛哟[1]。想当航天员，
视力必须达到1.0以上呢。

 欸？视力不好不能当航天员吗？

 开飞机的飞行员、飞机上的乘务员也需要检查视力哟。
警察、消防员、护士和动车驾驶员，
都有视力要求呢。

 这些工作都与大家的生命安全有关，看不清楚可不行。

 赛马骑手、赛艇运动员和赛车运动员也有视力要求。
因为在激烈运动的比赛中可没办法戴眼镜呀。

---

1 JAXA（日本宇宙航空研究开发机构）的招聘条件中要求视
力在1.0以上。不过不要求裸眼，戴眼镜或隐形眼镜能达到
1.0即可。

上一页加博尔视力
训练的答案

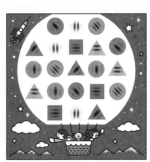

咦? 视力检查表上怎么有视标?

选 1 个你喜欢的视标,然后找出与它图案相同、方向也相同的视标吧。
大小不同也没关系。找到后,再选其他形状的视标继续挑战。

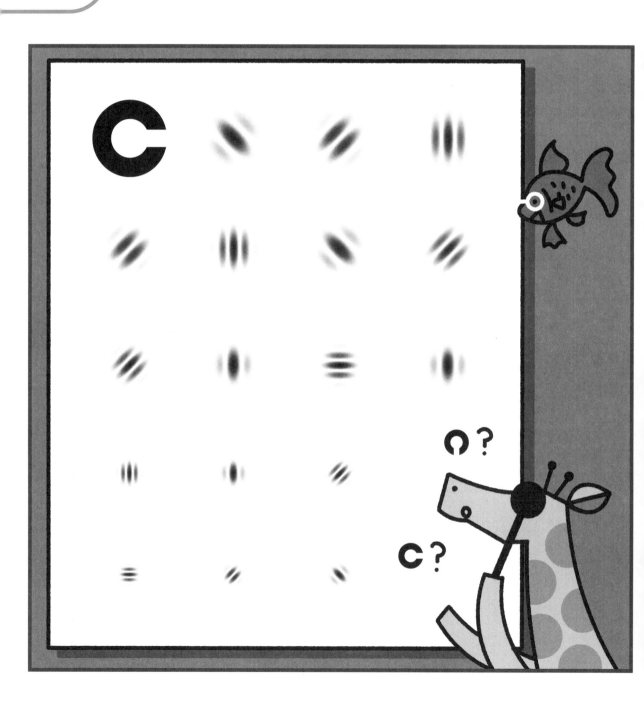

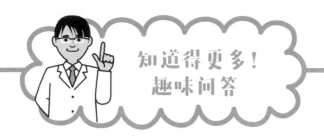
视力检查表上的 "C" 是什么?

1 世界通用的视力测定专用标记

2 英文字母C

3 咬了一口的甜甜圈

"C" 看起来像英文字母的C,
但它其实与英语没有任何关系。
这是全世界通用的、测定视力专用的标记。
这个不可思议的符号叫做"兰氏环形视标"。
为什么会叫这个名字呢?
因为发明这个"C" 的,
正是瑞士的眼科医生埃德蒙·兰多尔特。
兰多尔特医生于1926年去世,
至今已过去近100年了。
现在, 全球仍广泛使用兰氏环形视标检查视力。
由此可见, 兰多尔特医生的发明有多么伟大。

上一页加博尔视力
训练的答案

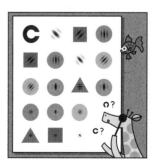

看一看大脑里有什么吧!

选1个你喜欢的视标，然后找出与它图案相同、方向也相同的视标吧。
找到后，再选其他形状的视标继续挑战。

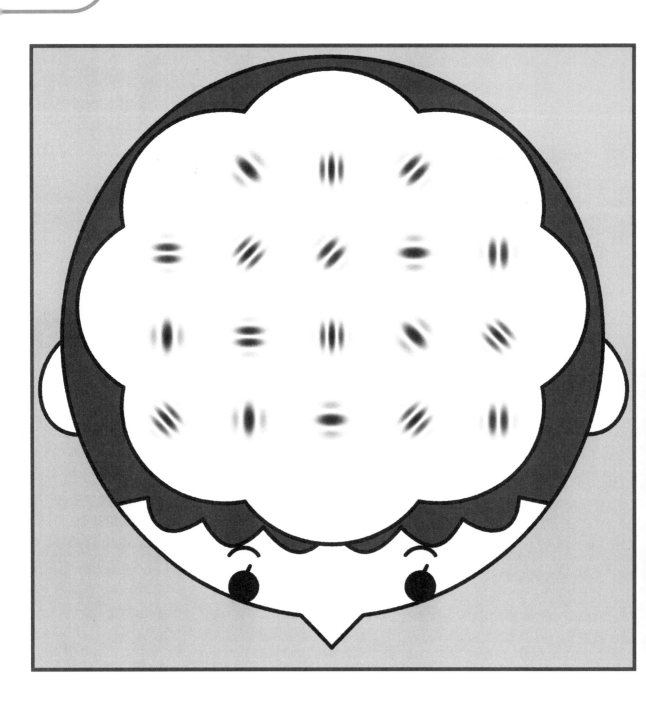

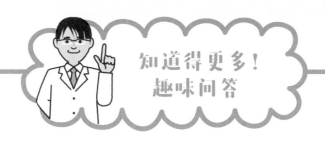

视力与大脑
有关系吗?

1 有

2 没有

3 只有小时候才有关系

 为什么视力有时候会变好，有时候又会变差呢?

 一方面与眼睛的形状和功能有关。眼球的大小（深度）、
眼睛周围肌肉的力量强弱等因素会影响看东西的方式。
另一方面则与大脑的功能有关。

 欸? 视力不好说明头脑也不聪明吗?

 不是这个意思，别担心啦!
看清物体其实是大脑针对眼睛接收到的信息
做出的"原来是这样"的判断。
因此，锻炼大脑有关看东西的区域，
能帮助眼睛看得更清晰。
这一点对大人和小朋友都有效。

 啊，真是吓我一跳。我还以为认不出汉字
是自己视力不好的缘故呢!

**上一页加博尔视力
训练的答案**

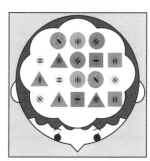

抬头眺望遥远的夜空吧!

选1个你喜欢的视标,然后找出与它图案相同、方向也相同的视标吧。
找到后,再选其他形状的视标继续挑战。

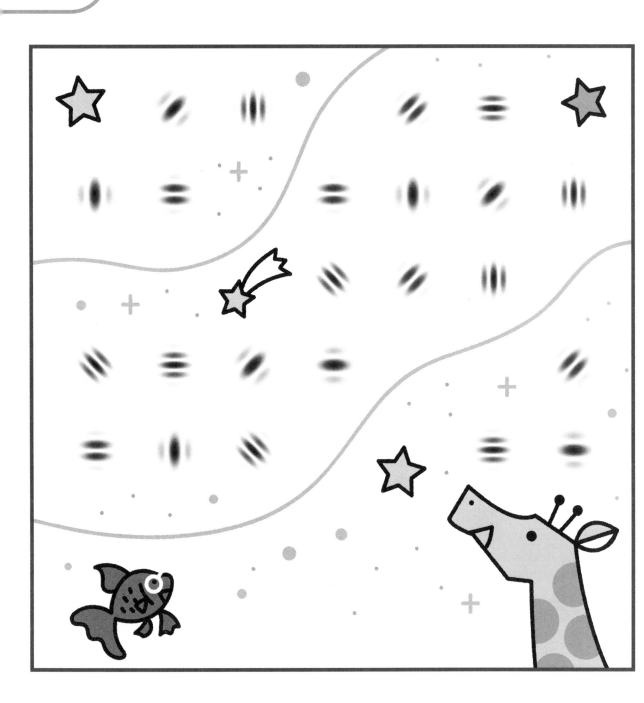

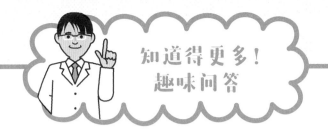

远视是指
远处的东西反而看得清吗？

1 看得清远处的东西

2 不论近处、远处都看不清楚

3 物体看起来歪歪扭扭或者有重影

 我看不清黑板上的字，可能是得了近视。

 "近视"就是看不清楚远处的东西，对吧？

 不是还有"远视"吗？
那种是远处的东西反而看得清，近处看不清吗？

 远视是指不论远近都难以聚焦，
不论距离如何看东西都十分模糊的状态[1]。
很多人以为远视与近视相反，这两个概念确实容易搞错。

 我朋友被医生诊断为"散光"，那什么是散光呢？

 散光是指东西看起来歪歪扭扭或有重影的状态。
有时散光和近视会同时发生。

---

1 轻度远视时，也会出现"远处看得清但近处看不清"的情况。

**上一页加博尔视力
训练的答案**

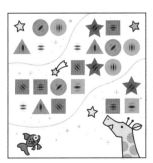

长颈鹿能看到很远的地方哟！

左右两张图中，有3处不一样的视标。快来找找看吧。

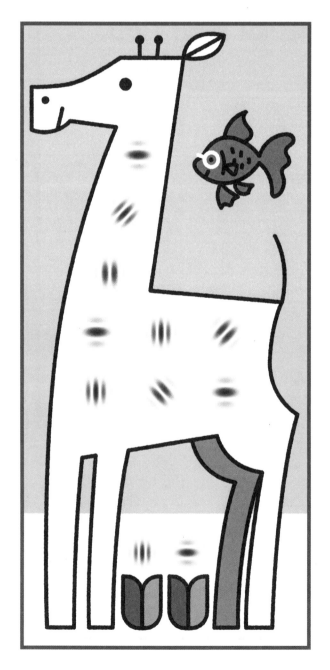
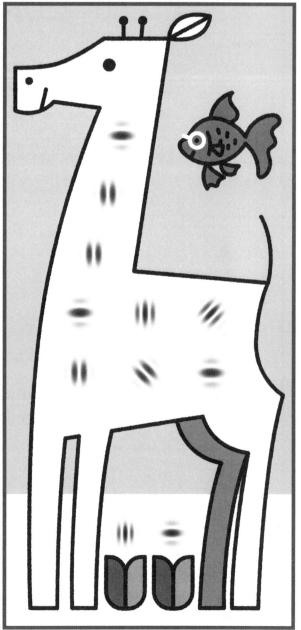

有关动物眼睛的
趣味问答

哪些动物
视力特别好?

1 老鹰

2 大象

3 金鱼

 鹿鹿,你知道哪些动物的视力特别好吗?

 我! 长颈鹿视力可好了!

 是吗? 鱼类的视力不太好呢。

我的很多朋友就经常念叨说"看不清楚"呢。

 鸵鸟的视力不错哟。

还有其他各种鸟类的视力也都很不错。

特别是雕、鹰和游隼,视力特别好。

鸟类需要在高空盘旋,寻找地面上的猎物。

据说它们可以在50米高空看清地面上蚂蚁的活动,

在1千米开外看清老鼠。

这可真是太惊人啦!

上一页加博尔视力
训练的答案

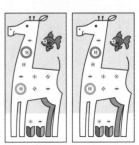

金鱼无法看清远处……

上下两张图中，有3处不一样的视标。快来找找看吧。

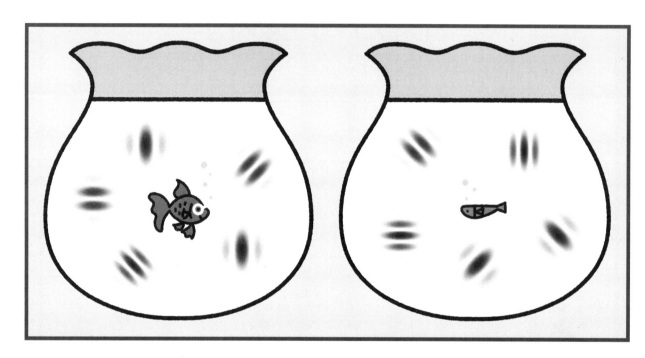

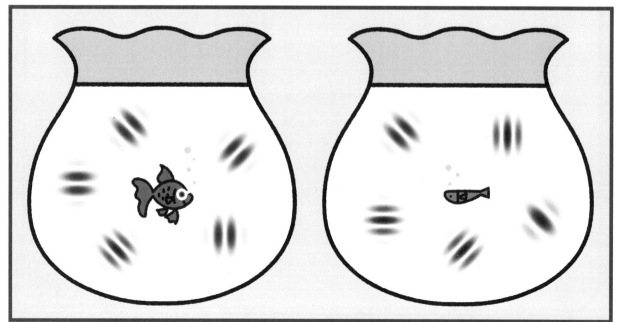

有关动物眼睛的
趣味问答

哪种动物
视力特别差?

1 狐獴

2 犀牛

3 人类

 金金,你知道哪种动物的视力特别差吗?

 你是说除了我们鱼类吗? 鼹鼠视力不太好呢。

 确实感觉视力太不好哎。还有呢?

 我听说兔子的视力也不好。

 动物园里也有视力不好的小伙伴哟。

 你说狐獴吗?

 那是什么动物? 我都没听说过。答案是犀牛啦。

 犀牛视力这么糟糕吗?

这么说来,它们身体很大,眼睛却很小呢。

 不过,犀牛对气味和声音都很敏感。

眼睛看不清,才会通过鼻子和耳朵来弥补吧。

上一页加博尔视力
训练的答案

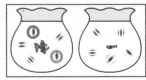

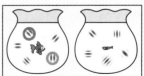

兔子的眼睛在侧面哟！

上下两张图中，有3处不一样的视标。快来找找看吧。

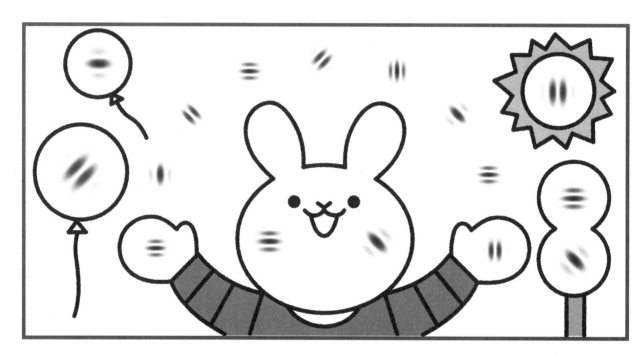

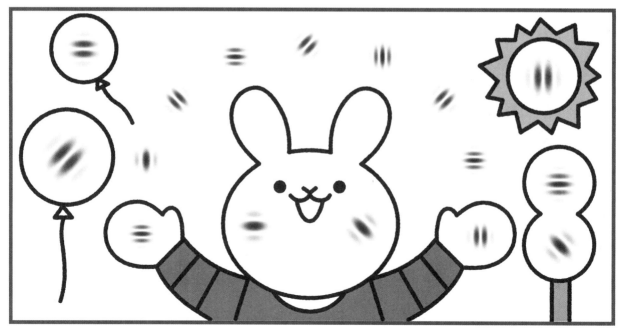

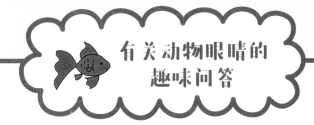

有关动物眼睛的
趣味问答

什么动物身体保持不动
也能环视周围?

1 兔子

2 象猫

3 螃蟹

 可恶啊!

 金金,你怎么啦?

 便便粘在屁股上就是弄不掉!
看到它漂在身后我就来气!

 金金,你能看见屁股后面的便便?

 嗯,鱼类不用转头也能看见身后。

 好厉害呀,我如果不转动长长的脖子,根本看不到呢。

 这方面就是我们鱼类更厉害啦。兔子也可以哟。

 欸,是吗?

 兔子不活动身体也能看见整个身后的情况。
随便转动身体的话,很容易被在空中盘旋的
老鹰发现嘛。

上一页加博尔视力
训练的答案

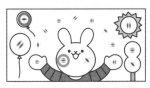

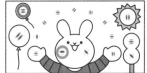

眼睛大大的变色龙

上下两张图中，有3处不一样的视标。快来找找看吧。

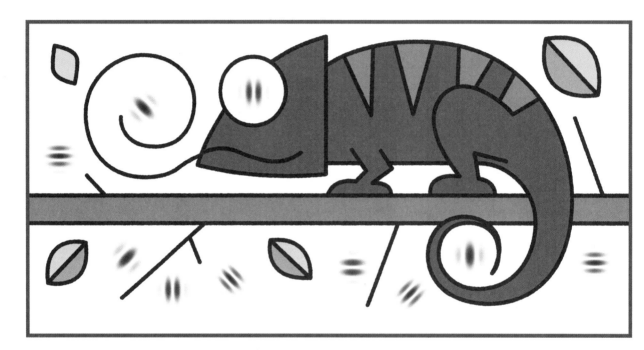

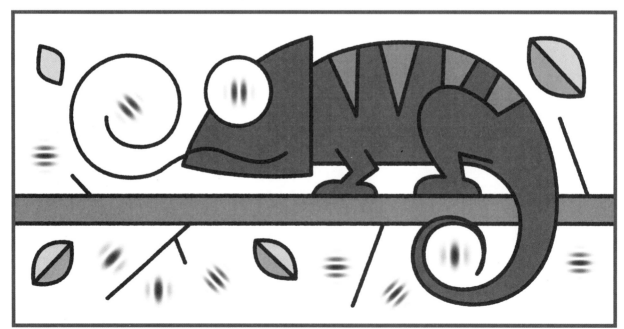

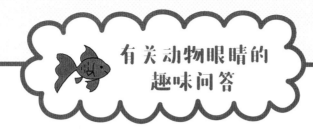

有关动物眼睛的
趣味问答

世界上眼睛最大的
动物是什么?

1 鸵鸟

2 金目鲷

3 大王乌贼

 你们来猜猜看,世界上眼睛最大的动物是什么呢?

 鸵鸟!

 龙睛金鱼!

 变色龙!

 石头鱼!

 金金,怎么你说的都是生活在水里的动物呀?

 答案是生活在水里的大王乌贼哟。

你们知道吗?

大王乌贼是生活在深海中的乌贼,

平均体长达到10米。

打个比方,一般的公交车差不多就是10米长。

大王乌贼的眼睛直径约为30厘米,

比篮球还大一圈呢!

上一页加博尔视力
训练的答案

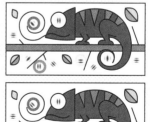

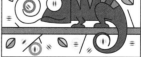

蜻蜓的眼睛好大呀！

上下两张图中，有3处不一样的视标。快来找找看吧。

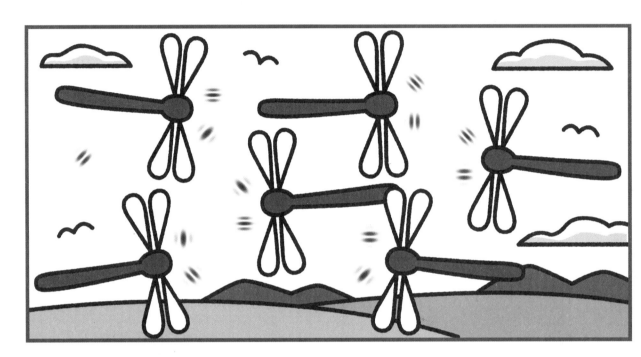

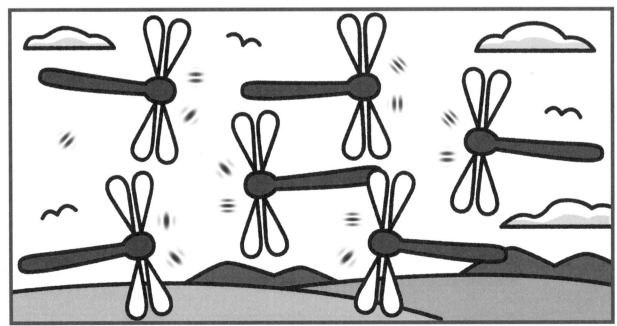

有关动物眼睛的
趣味问答

为什么蜻蜓的眼睛
那么大?

1 为了看清小虫

2 为了方便飞行

3 因为里面积满了眼泪

 蜻蜓的眼睛很大吧,它的头部约有一半的体积都是眼睛。

一般认为,蜻蜓是眼睛最大的昆虫。

用放大镜观察蜻蜓的眼睛会发现,

大眼睛是由无数个小眼睛聚集而成的。

据说数量有1万至3万多只呢!

这些眼睛每一只都在观察四周。

蜻蜓会在飞行的过程中,

寻找并捕食飞来飞去的蚊子与苍蝇等小飞虫。

通常认为,它的大眼睛正是为了

这种捕食行为演化而成的。

为了更容易发现猎物小飞虫,

蜻蜓进化出了大眼睛。

**上一页加博尔视力
训练的答案**

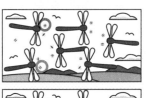

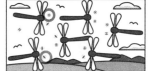

鱼没有眼睑？！

上下两张图中，有3处不一样的视标。快来找找看吧。

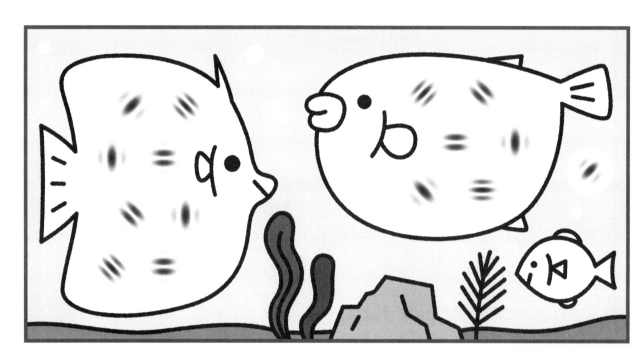

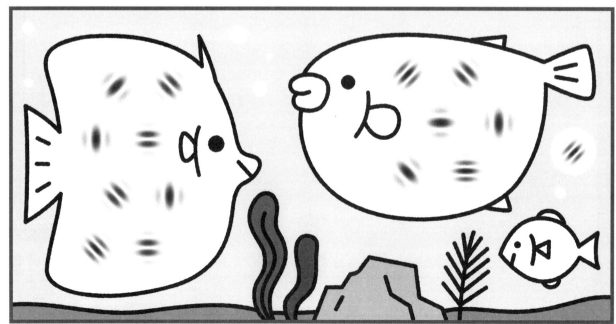

为什么鱼没有眼睑呢?

1 因为没有眼睑眼睛也不会干燥

2 只有睡觉时才需要眼睑

3 这是妖怪的恶作剧

 我发现金金你没有眉毛, 也没有眼睑和睫毛哎!
眼睛周围好清爽呀。

 很不错吧。

 我要是不眨眼, 眼睛会很痛。
金金没关系吗?

 为了让眼泪湿润眼球表面, 动物会眨眼。
因为眼睛干燥后很容易受伤。
鱼类生活在水中, 就没有湿润眼睛的必要了。

 睡觉的时候我们也睁着眼睛哟。

 你们会一边睡觉一边看着周围吗?

 大脑在休息所以看不见, 只会做梦啦!

上一页加博尔视力
训练的答案

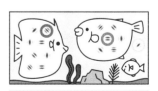

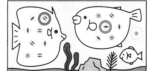

第**2**周

让视力变好的
找不同

第

7

天

不同的动物的眼睛位置也不同!

上下两张图中，有3处不一样的视标。快来找找看吧。

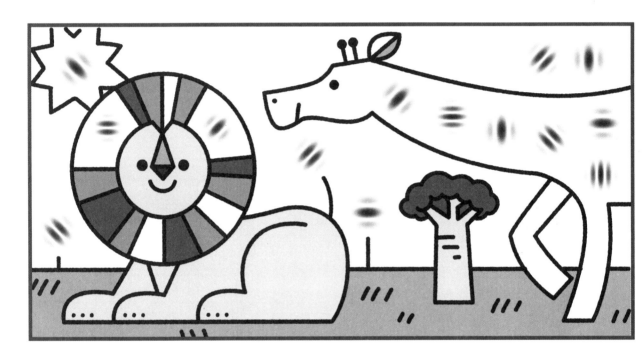

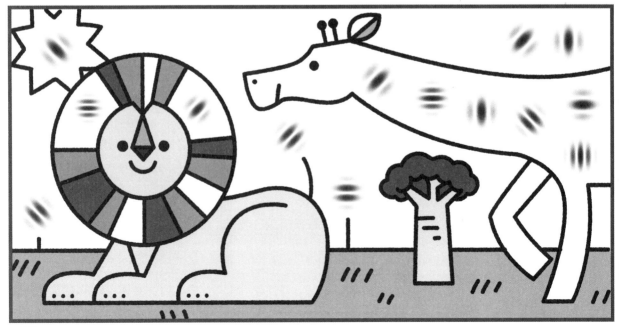

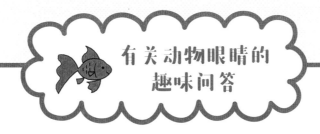

有关动物眼睛的
趣味问答

眼睛长在正面的动物与
长在侧面的动物有什么不同?

1 眼睛的颜色不同

2 吃的食物不同

3 不同点在于是否有羽毛

 从正面观察一下狗和猫的脸部会发现,

它们的眼睛都长在头的正面。

那么兔子的眼睛是什么样的呢? 从正面观察会发现,

兔子两只眼睛之间的距离很宽,

它们的眼睛长在头的侧面。

眼睛长在正面的动物除了猫和狗,还有狮子和熊等。

长在侧面的动物有鹿、马、羊等。

造成这一不同的原因在于它们吃的食物。

眼睛在头部正面的动物是食肉动物,

它们需要直视前方,眼睛在正面便于判断自己

与猎物之间的距离。

而鹿、马、羊等食草动物必须能快速发现

靠近自己的敌人。

为了能看到身后的情况,眼睛才长在头部的侧面。

当然也会有一些例外。

上一页加博尔视力
训练的答案

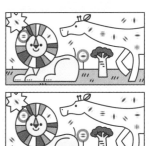

金鱼在水中畅游!

选1个你喜欢的视标,然后找出与它图案相同、方向也相同的视标吧。
找到后,再选其他形状的视标继续挑战。

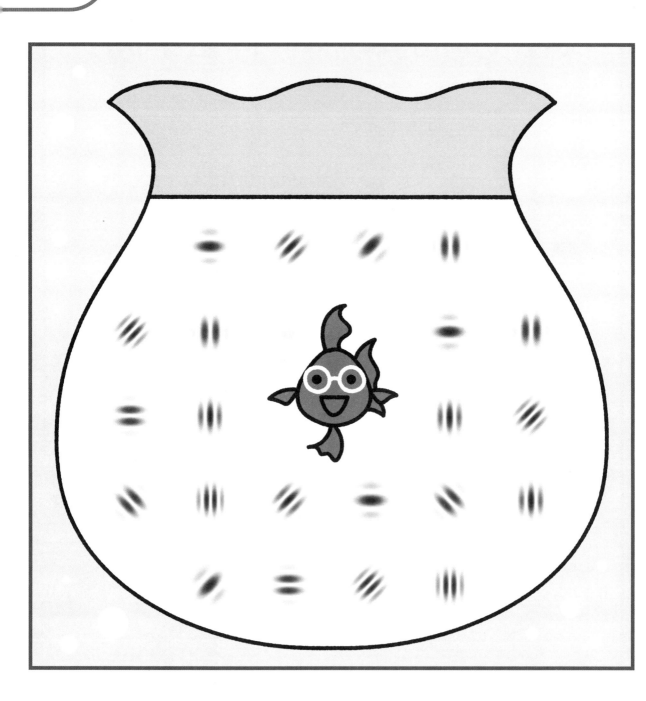

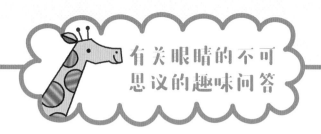

有关眼睛的不可思议的趣味问答

不哭的时候也会流眼泪吗?

1　会, 眼泪一直覆盖在眼球的表面

2　不会, 只有在哭的时候才会流眼泪

3　不会, 眼泪会在固定的时间流出

 鹿鹿, 你什么时候会流眼泪呢?

 难过的时候和不甘心的时候吧。

 我开心的时候也会流眼泪呢!
前几天, 我第一次考了100分,
开心得我都哭了。

 为什么我们会流眼泪呢?

 悲伤或高兴等情绪波动时,
为什么会流泪, 确切的原因还不清楚。
不过, 眼泪其实每时每刻都包裹在眼球的表面哟。
眼泪的作用非常重要, 它能保护眼睛、防止干燥,
还能冲洗掉误入眼睛的杂质。
不仅如此, 眼泪还能为眼睛输送营养物质,
杀灭有害细菌哟!

上一页加博尔视力
训练的答案

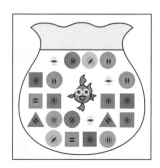

长颈鹿身上有好多斑纹!

选1个你喜欢的视标,然后找出与它图案相同、方向也相同的视标吧。
找到后,再选其他形状的视标继续挑战。

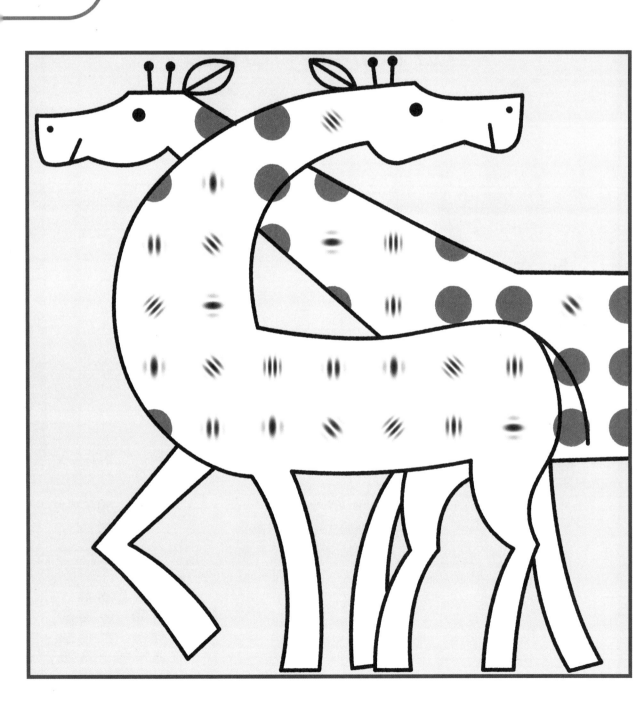

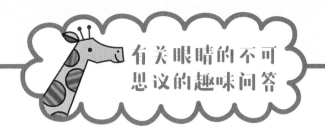

为什么有的人的眼珠
是蓝色或灰色的?

1 因为看了太多蓝色或灰色的东西

2 色素的含量不同

3 这是妖怪的恶作剧

 在外国电影中,大家会看到许多有着蓝色或灰色眼珠的人。

那么,为什么人的眼珠会有不同的颜色呢?

构成颜色的物质叫"色素"。

其中,黑色素含量的多少决定了眼珠的颜色。

黑色素能吸收人体不可过度照射的光线——"紫外线",

从而保护我们的细胞。

每个人身体中黑色素的含量都不同。

黑色素含量越多,眼珠就越黑。

请与自己的朋友比较一下眼珠的颜色吧。

你会发现,"黑眼珠"的颜色其实也有微妙的差别,

有的人更接近黑色,而有的人则呈现棕色。

每个人皮肤与头发的颜色各不相同,

这也是黑色素含量不同所造成的。

**上一页加博尔视力
训练的答案**

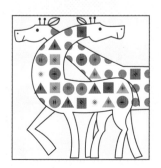

好多双眼睛在看这里!

含有相同图案、相同方向视标的眼睛找出来。
找到后,再仔细观察一下其他的眼睛。

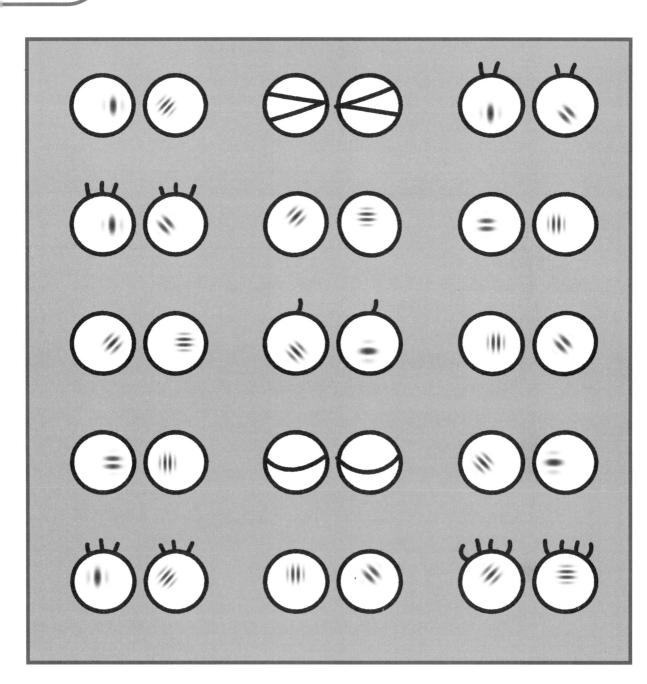

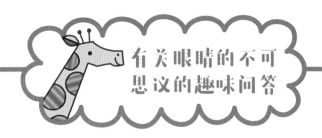

人大概长了多少根睫毛呢？

1 双眼一共50~70根

2 双眼一共300～500根

3 双眼一共1000～2000根

 咦，金金没有睫毛呢！

 其实也没什么不方便的。鹿鹿你的睫毛可真漂亮啊！

 睫毛能防止灰尘等杂物落入眼睛哟。

 我生活在水里嘛，不用担心有杂物会落进眼睛里。

 你说的有道理。生活在沙漠里的骆驼
就必须防止沙子进入眼睛，它们的睫毛可长了。

 人类的睫毛呢？

 人类的睫毛长6～8毫米，
双眼加在一起一共有300～500根。
当然每个人都不一样，据说与欧美人相比，
亚洲人的睫毛更短一些哟。

上一页加博尔视力
训练的答案

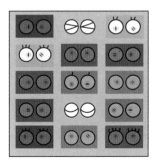

卡片散落到地上啦！

下图中有3种卡片，每种各3张。
找出有着相同视标组合的卡片吧。最后会有1张落单哟。

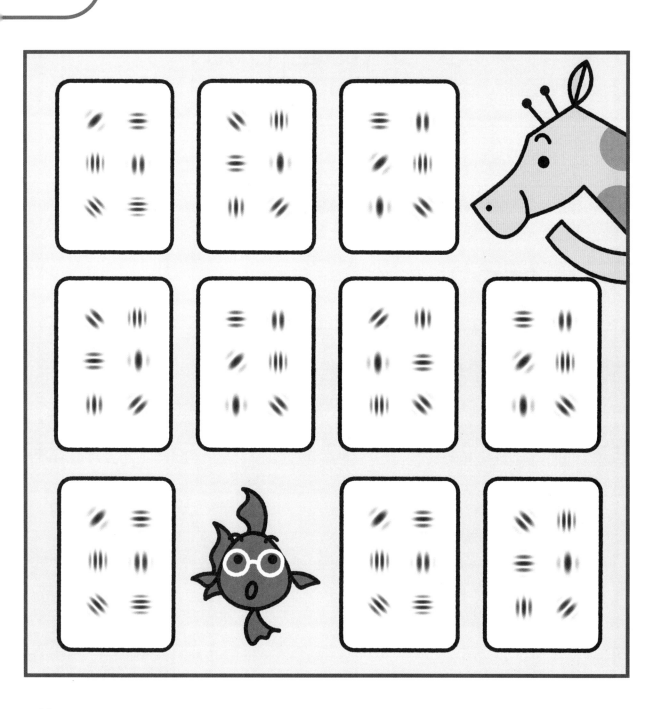

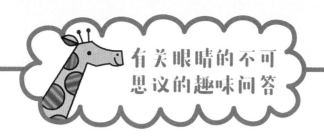

人为什么会长眉毛呢？

1 因为长眉毛好看

2 为了标记出眼睛的位置

3 有多种不同的解释

 睫毛的小知识我学到了，那为什么大家会长眉毛呢？
也是为了不让杂物落入眼睛里吗？

 有这种可能性哟。
还有人认为"长眉毛是为了防止汗液流入眼中"。
不过，人类究竟为什么会长眉毛，其实还不知道确切的原因呢。

 不过博士说过，"生物进化的法则是存在必有用"，
所以人会长眉毛一定是有用的吧。

 还有的人认为，在人生气或者难过时，
眉毛可以帮助形成表情，以传达情感。

 原来如此，鹿鹿你可真博学！

 嘿嘿(挑了挑眉毛)。

上一页加博尔视力
训练的答案

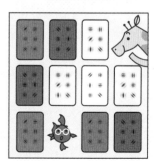

找到相同的眼药水!

选1个你喜欢的视标,然后找出与它图案相同、方向也相同的视标吧。
找到后,再选其他形状的视标继续挑战吧。

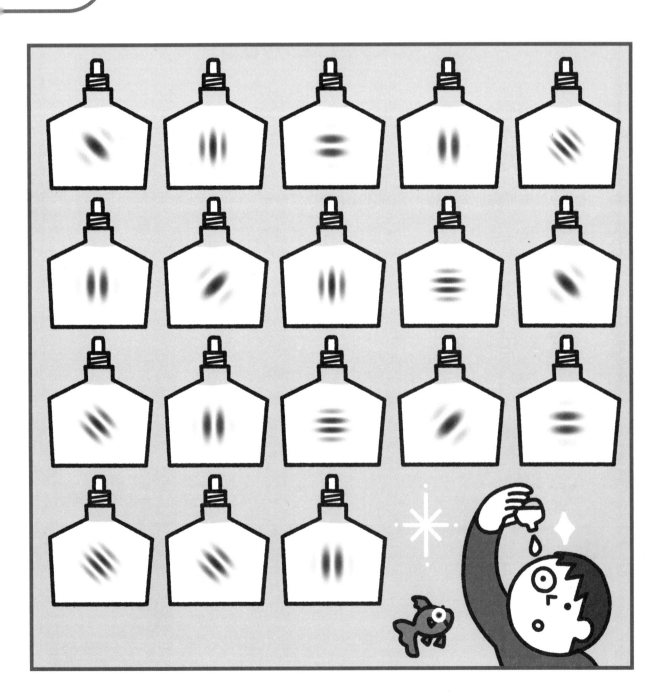

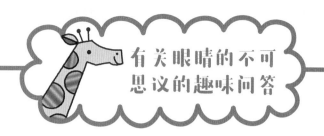

滴完眼药水后，以下哪一种是正确的做法？

1 眨一眨眼睛

2 来回转动眼球

3 闭上眼睛，保持静止

 滴完眼药水，你们会怎么做呢？

 为了让眼药水充满整个眼球，我会眨眼睛。

 我也是! 我还会来回转动眼球哟。

 你们这样做，好不容易滴进眼睛的药水效果可要打折扣了。

眨眼会刺激眼泪分泌。

这么一来，药水被冲淡，效果不就减弱了吗？

滴完眼药水，应该暂时闭上眼睛，保持静止不动。

有时，药水会顺着鼻子与眼睛相连的管道流进鼻子里，

还可以轻轻捏住山根处哟。

 原来是这样。

是妈妈让我滴完眼药水"眨一眨眼睛"的，

我要把这个小知识教给她!

上一页加博尔视力训练的答案

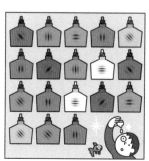

向日葵美得令人瞪大了眼睛！

选1个你喜欢的视标，然后找出与它图案相同、方向也相同的视标吧。
大小不同也没关系。找到后，再选其他形状的视标继续挑战。

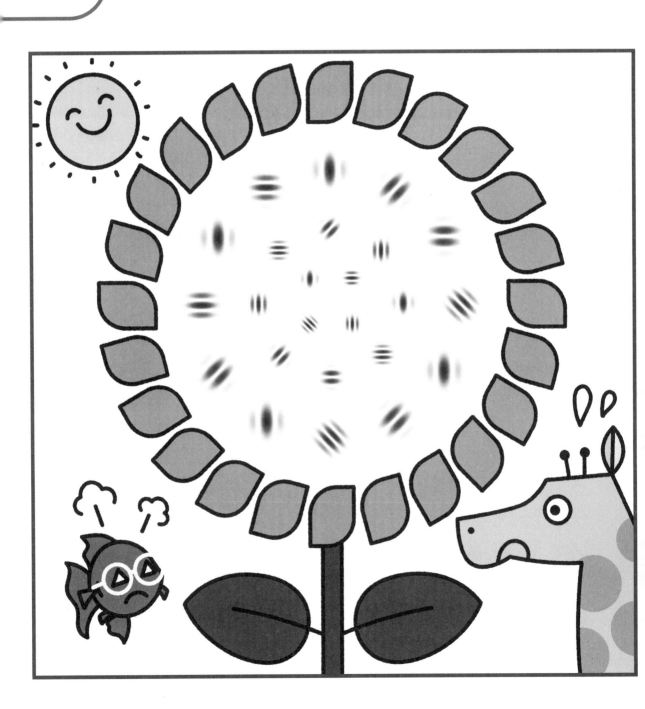

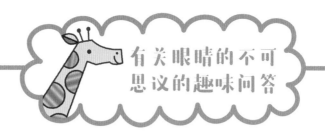

瞪圆眼睛、吊起眼睛和眯着眼睛，哪一种表达高兴？

1 瞪圆眼睛

2 吊起眼睛

3 眯着眼睛

 脑筋急转弯! 什么东西会被蒙蔽, 也会变得很亮?

 嗯……月亮!

 原来如此, 鹿鹿好厉害呀!

 原来如此? 金金, 原来你不知道答案啊……

 答案是"眼睛"啦! "蒙蔽双眼"是指受到误导,
无法作出正确的判断。"眼睛很亮"是说品鉴了很多精品,
能准确地分辨物品的好坏哟。

 原来是这样! 那"眯着眼睛"呢?

 眯起眼睛是因为感到快乐而表达喜悦。
还有瞪圆眼睛和吊起眼睛呢。

 瞪圆眼睛是吃惊, 吊起眼睛是生气, 对吧!

上一页加博尔视力训练的答案

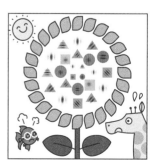

找一找眼镜蛇的小伙伴吧!

图中有2组视标图案完全相同的蛇。
快来找一找吧。

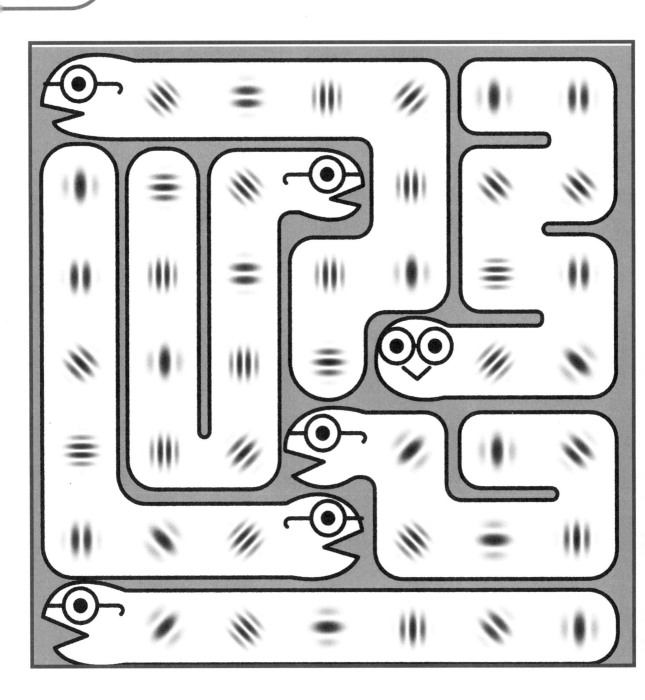

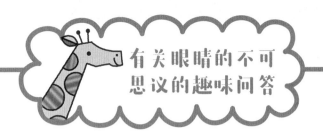

有关眼睛的不可
思议的趣味问答

世界上最早制造眼镜的国家是哪个?

1 没有明确的记录

2 英国

3 中国

 哪个国家最早制造出了眼镜呢?

 应该是个大国,而且要有悠久的历史。是不是中国呢?

 好像不是哟。

 那是曾经国力强大的英国吗?

 也有人是这么说的……

 难道鹿鹿你也不知道答案吗?

 关于这个问题,有很多说法,有说是意大利的,也有说是英国的。但好像没人知道究竟是谁发明的呢。

 那眼镜是什么时候发明出来的呢?

 据说是700多年前。那时,眼镜一定是件很稀罕的东西吧!

上一页加博尔视力
训练的答案

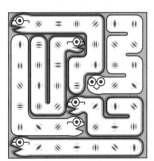

去找小金鱼玩吧!

从长颈鹿所在的地方出发,向着终点前进。

请以 ⟋ ➡ ‖ ➡ ⟍ 的顺序前进。

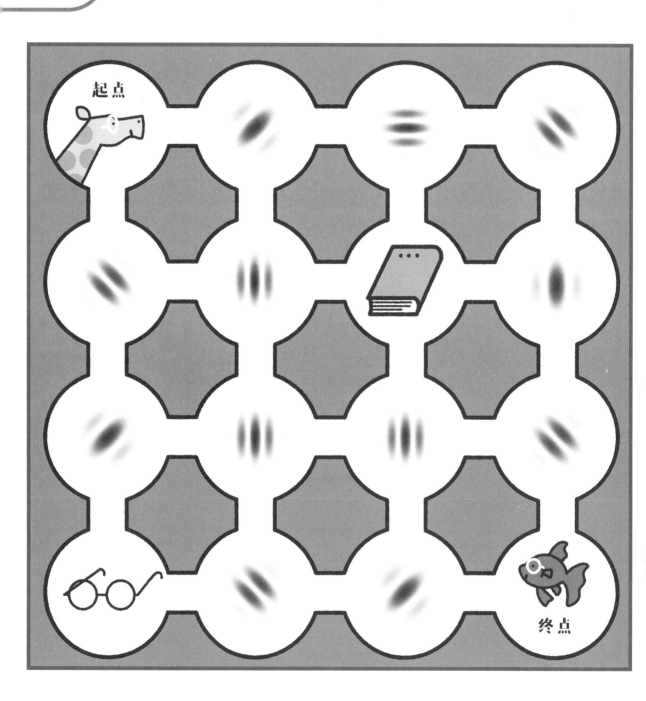

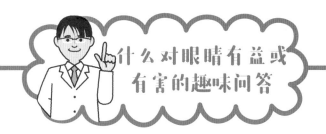

视力不好的小朋友
变得越来越多了吗?

1 是,变多了

2 否,减少了

3 没有变多也没有减少

大家在学校里接受的视力检查,

每年都会在日本全国的小学和初中进行。

检查的结果表明,视力不好的孩子正在不断增加。

现在,每3个小学生中就有1个视力不足1.0。

而在40多年前,6个小学生中才有1个视力不足1.0,

近视的人数几乎翻了一倍……

为什么会出现这种情况呢?

已经明确的原因之一,

就是孩子在户外玩耍的时间变短了。

孩子在活动身体这一过程中会观察各种各样的事物,

这与眼睛的健康有关,不过原因也许不仅限于此。

有的研究表明,在户外可以沐浴更多的阳光,

这也可能对视力带来一定的影响。

上一页加博尔视力
训练的答案

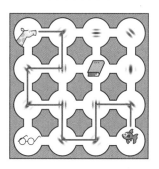

从起点向着终点前进!

看着沿途的蔬菜，向着终点前进。

请以 ➡ ➡ ➡ 的顺序前进。

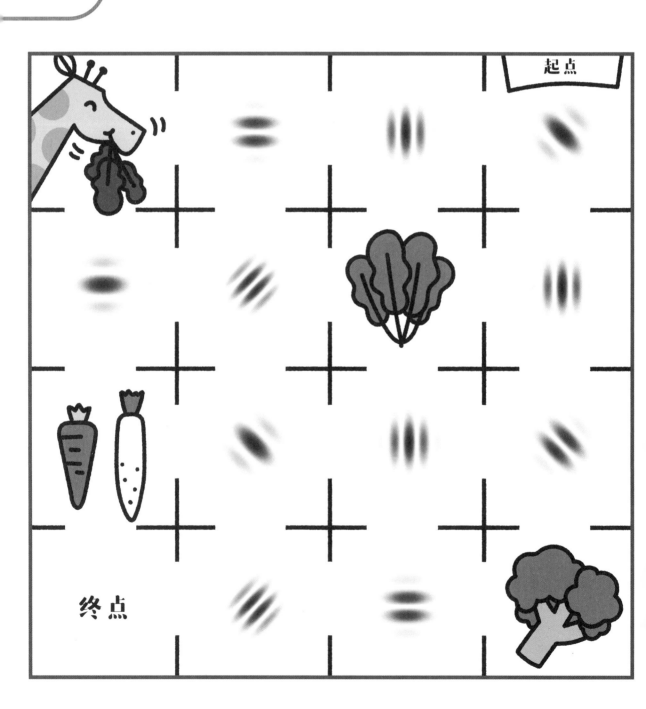

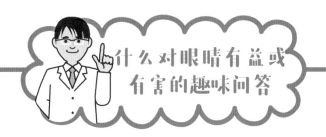

吃菠菜会让视力变好吗？

1 吃很多菠菜不仅视力会变好，还会更受欢迎

2 其实……吃了反而视力会变差

3 对小朋友的视力没什么影响

 妈妈总是让我吃菠菜，说"这个对眼睛好"。
可我不喜欢吃菠菜，真是太烦人了。

 我家每天早餐都让我吃蓝莓。

 因为菠菜和蓝莓中含有叶黄素和花青素这类有益眼睛的营养素嘛。
不过，这类营养素大多预防的是大人才会得的眼部疾病[1]。
吃这些对小朋友的视力并没有什么影响。

 那有没有什么食物对小朋友的眼睛好呢？

 其实没有特定的食物哟。
重要的是均衡地摄入各种各样的食物。
大家一定不能挑食，
要充分补充生长发育所必需的营养素。

---

1 如老年性黄斑变性、白内障等。

上一页加博尔视力训练的答案

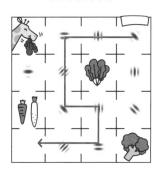

跟随视标，向着终点出发！

这是电视机屏幕形状的迷宫哟。

请以 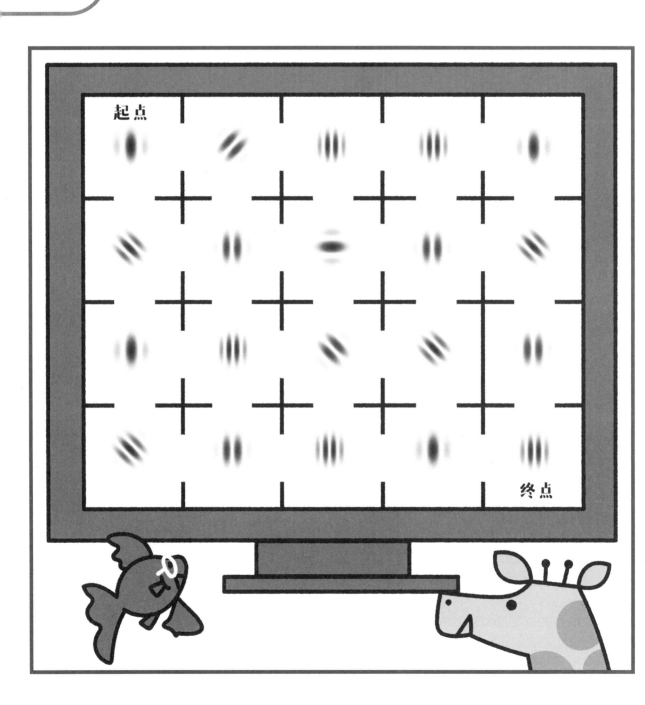 的顺序前进。

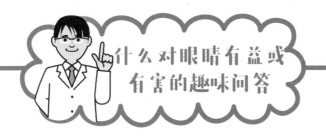

看电视时距离电视机多远比较好呢?

1 电视机屏幕宽度的3倍左右

2 电视机屏幕宽度的5倍左右

3 电视机屏幕宽度的7倍左右

 为什么看电视的时候要离远一点呢?

 因为一直近距离看东西,视力容易下降,平时应该多注意哟。

视力与眼球的大小(深度)有关。

眼球太大视力会降低,而一直看近处的事物,眼球会容易变大呢。

 那是不是眼睛大的人视力就不好呀?

 眼球的大小是无法从外表看出来的。

眼睛大的人眼球不一定大哟。

 不过离电视机太远也看不清楚呀。

 为了看清而眯起眼睛,眼睛反而会更累呢。

与电视机之间的距离保持在

电视机屏幕宽度的3倍左右就差不多啦。

上一页加博尔视力
训练的答案

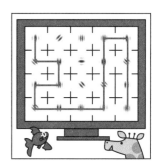

去找小金鱼玩吧!

从长颈鹿所在的地方出发，向着终点前进。

请以 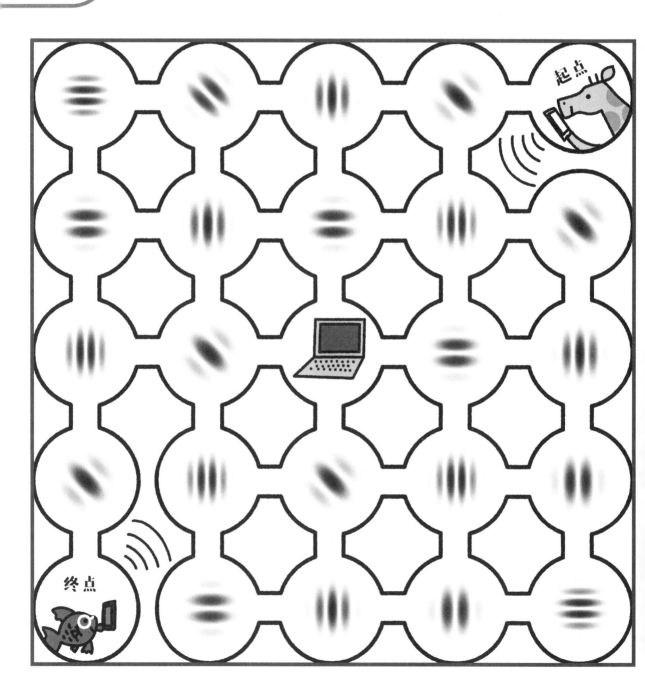 的顺序前进。

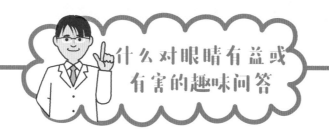

用电脑或智能手机对眼睛不好吗?

1 它们会发出特殊的光线,让视力变差

2 越用视力越好

3 使用不当可能会造成视力下降

 我在学校需要使用电脑,视力会不会因此变差呢?

 我一玩游戏就停不下来,
妈妈每次都提醒我,说"视力会变差"。

 操作电脑或智能手机时,一旦入迷很容易凑近屏幕。
近距离看东西的时间变长后,眼睛自动调整为适应近距离视物的模式,
也就是变成近视。

 可是,大家都需要使用电脑和智能手机啊。

 因此才需要时不时地让眼睛休息一下。
使用30分钟,可以将视线离开屏幕,看向远方。
使用时眼睛与屏幕间的距离应保持在30厘米以上,
同时为了防止眼睛疲劳,调节屏幕亮度避免太亮,
这些都很重要哟。

上一页加博尔视力训练的答案

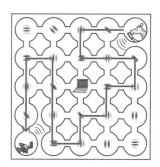

从起点向着终点出发!

跟鼹鼠打个招呼,向着终点前进吧。

请以 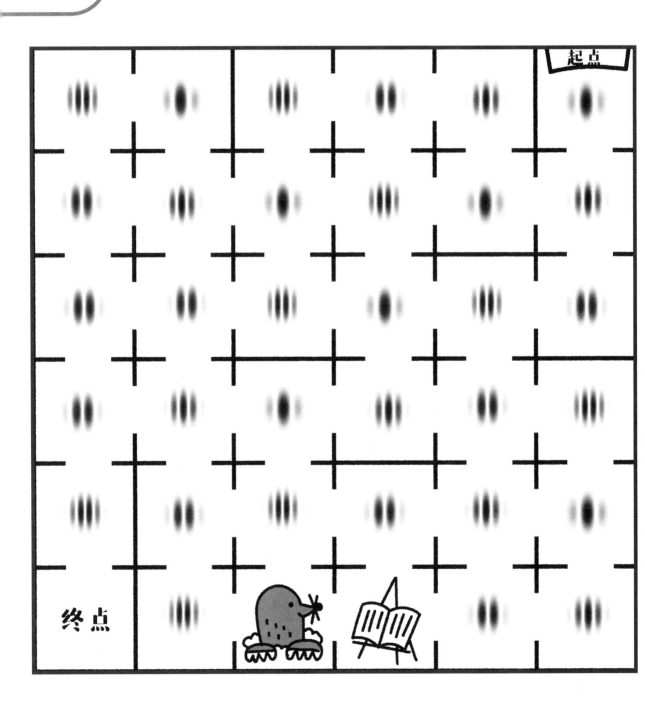 的顺序前进。

起点

终点

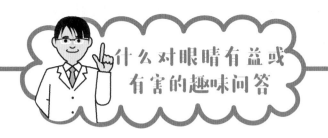

在光线昏暗的地方看书视力会下降吗?

1 近视会加剧,视力会下降

2 眼睛会变得可以适应昏暗的光线

3 没有直接关系

 鹿鹿,《哆啦A梦》的最新那期借我看看吧!

 哎,你家之前不是已经给你买了吗?

 我晚上躲在被窝里看,结果被妈妈发现了。
她严厉地批评了我,然后把书没收了。

 啊,都说在昏暗的地方看书视力会下降嘛。

 这种说法很普遍,不过在昏暗的地方看书与
视力下降并没有直接的关系哟。

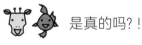 是真的吗?!

 在昏暗的地方不容易看清楚书上的字,
看书时眼睛会凑得很近,这才是问题的关键。
经常近距离看东西,视力才容易下降。
而且,到了该睡觉的时间就要乖乖休息哟。

上一页加博尔视力
训练的答案

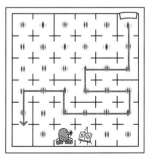

迎来堆雪人的季节！

从太阳的地方出发，向着终点的雪人前进。

请以 ▮▮▮ ➡ ▮▮▮ ➡ ▮▮ ➡ ▮▮▮ 的顺序前进。

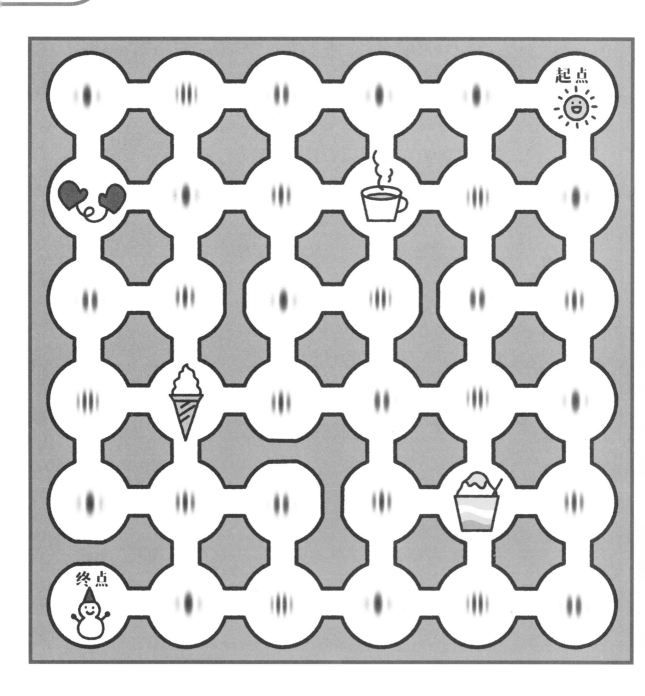

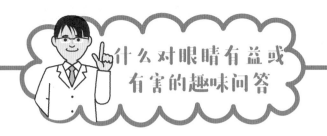

什么对眼睛有益或有害的趣味问答

眼睛累了，应该冷却还是温热？

1 冷却

2 温热

3 两者都没效果

 金金，感到眼睛累了应该怎么办？

 是不是要用冷毛巾冰敷呢？
发烧的时候冰敷额头不是会舒服很多吗？

 正好相反。眼睛累了应该要温热它哟！
搓手之后，手掌会变得暖呼呼的，对吧？
用暖呼呼的手掌轻轻盖在眼睛上，就能缓解眼睛的疲劳呢！

 是这样吗? 这究竟是为什么呢？

 眼睛疲劳时，眼睛周围的血液循环会变得不通畅。
如果冷却眼周，血液就更不流通了，所以温热眼睛，
促进血液循环才能舒缓疲劳哟。

上一页加博尔视力
训练的答案

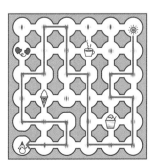

跟随视标，向着终点前进！

今天的迷宫有点难哟。

请以 的顺序前进。

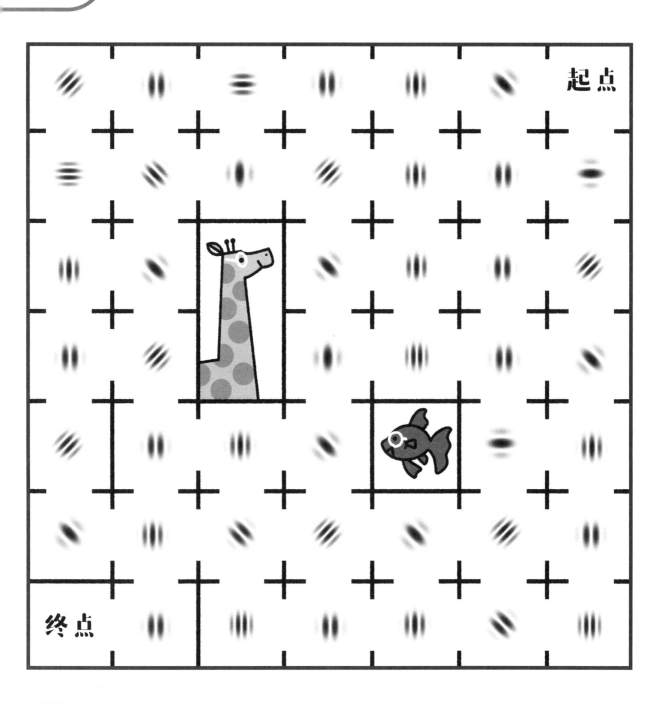

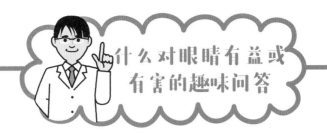

戴上眼镜
视力会不断下降吗?

1 戴上眼镜,近视度数会加深,视力会下降

2 戴上眼镜,不会造成视力下降

3 戴上眼镜,吃饭特别香

有人说,"戴上眼镜,近视会恶化,视力变得越来越差,
眼镜的度数也会不断加深",
这种说法是不正确的。
打个比方来说,长个子后,就要重新买合身的衣服,
但并不是因为买了衣服所以才导致长个子的。
眼镜度数变化的道理也与此类似。
在近视的发展过程中戴上眼镜,难免会觉得"都怪戴了眼镜",
其实就算不戴眼睛,近视度数也会加深。
明明看不清却不戴眼镜,
就会出现看东西时凑得更近,身体姿势变得更糟糕,
看不清楚黑板上的字等各种烦心事。
佩戴适合自己视力的眼镜,其实对眼睛更好。

上一页加博尔视力
训练的答案

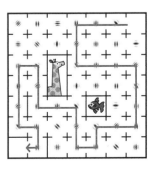

超高难度

左右2页的图中，有不一样的视标哟。
快来找找看有几处不同吧。

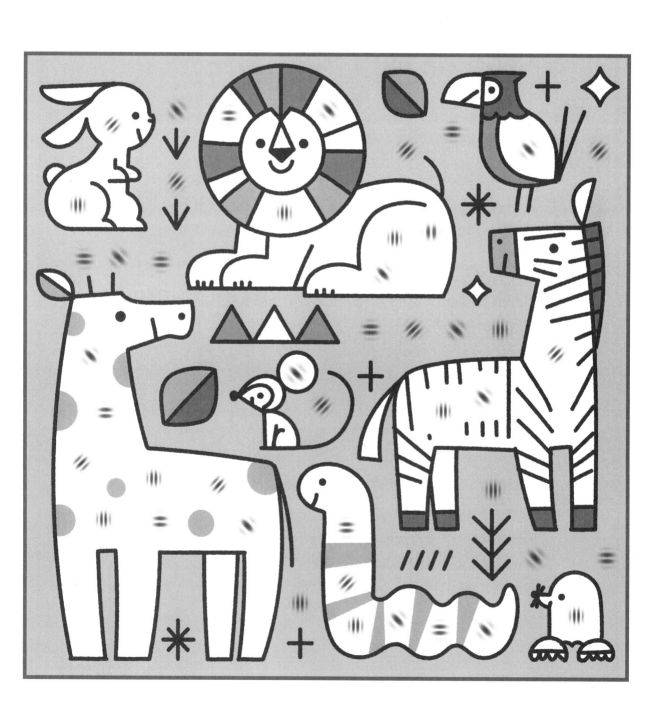

今后也要继续练习，爱护眼睛哟！

 这是什么？好难啊……

 加油！

＊答案请查看第110页

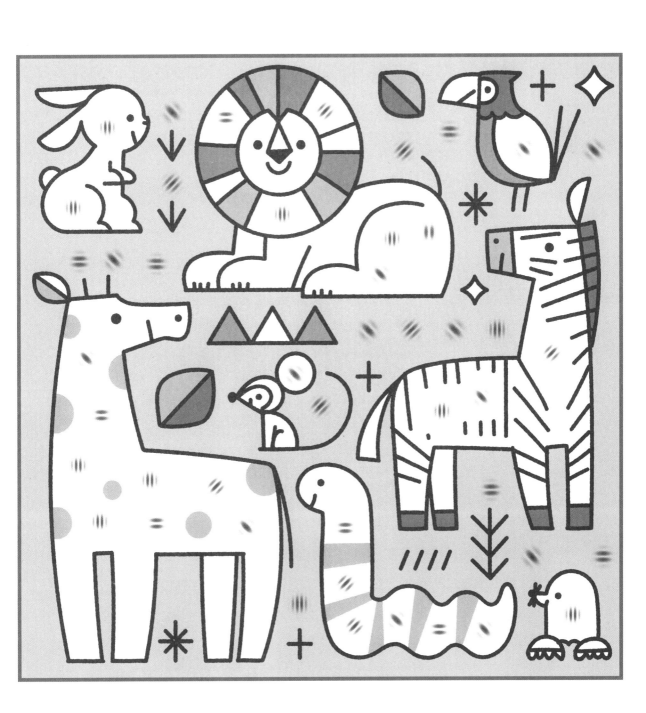

后记

完成了4周的加博尔视力训练，感觉如何呢？

看东西变清晰了，眼睛不容易疲劳了，产生了爱护眼睛的意识——你是否从孩子身上感受到这些变化了呢？

眼科的待诊室里总是人满为患。患者中，许多都是高龄人士。白内障、青光眼、老年性黄斑变性、视网膜脱离等，随着年龄的增长，眼睛出现问题的人越来越多。

虽说这是衰老的一种体现，确实难以避免，不过在与患者的交流中，我总会为患者感到惋惜——如果他们能更爱护自己的眼睛，情况或许就会有所不同。

眼睛问题在高龄人士中更为高发，不过这背后还有一个不为人知的影响因素，那就是近视。近视不仅会令人难以看清远处的事物，还会提高今后罹患各种眼疾的风险。为了尽可能降低眼部疾病的发病风险，预防和改善近视就十分重要。而在这方面，日常生活中点滴的积累至关重要。我认为少年儿童非常有必要从小养成习惯，重视对眼睛的保护。

儿童的眼睛与成人的眼睛不同，他们的眼睛正处在生长发育的阶段，会不断发生变化。有人会说，"戴上眼镜会让近视恶化，因为近视的度数会不断加深"。其实这是因为儿童的身体本身在不断生长发育，近视度数才会随之加深。不论戴不戴眼镜，近视加深的速度都不会发生改变。

市面上有许多视力改善法，但让处于生长发育期的儿童尝试这类方法，需要特别注意。有些民间疗法反而会造成儿童近视的加剧。针对儿童的视力改善法必须经科学验证切实有效，同时不能阻碍儿童眼睛的自然发育，也不能有副作用。

加博尔视力训练虽然对远视、散光、老花眼也有效果，但本书仍然要反复强调，本书介绍的方法仅用于预防、改善近视，因为本书针对的是处于生长发育期的儿童。如果因为操作本书的方法而耽误原本应当接受的医学治疗，那就太得不偿失了。

在小学和初中的教室里，许多孩子都戴上了眼镜。新闻也在反复强调儿童视力下降的问题。我由衷地希望改变现状，希望保护肩负未来的少年儿童的用眼健康。如果这套加博尔视力训练法不仅能帮助孩子预防和改善近视，还能唤起他们保护眼睛的健康意识，作为一名眼科医生，我将感到无比欣慰。

在撰写本书的过程中，佐竹俊介先生创作了能让孩子眼前一亮的趣味插画，我的同事们也提出了大量宝贵的意见，给予我许多支持与帮助。在此，请允许我再次向大家表示由衷的感谢。谢谢！

平松类

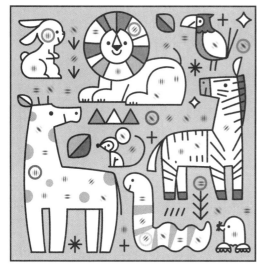 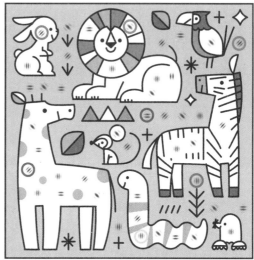

装帧设计　藤原由贵（okamoto tsuyoshi+）

插　　图　佐竹俊介

组　　稿　中根佳律子

照　　片　@iStock.com/kokoroyuki

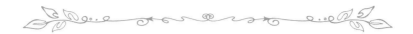

快读·慢活®

　　从出生到少女，到女人，再到成为妈妈，养育下一代，女性在每一个重要时期都需要知识、勇气与独立思考的能力。

　　"快读·慢活®"致力于陪伴女性终身成长，帮助新一代中国女性成长为更好的自己。从生活到职场，从美容护肤、运动健康到育儿、家庭教育、婚姻等各个维度，为中国女性提供全方位的知识支持，让生活更有趣，让育儿更轻松，让家庭生活更美好。